Ueber

die Localbehandlung

des

chronischen Blasenkatarrhs,

ein Beitrag zur Chirurgie der Harnorgane

von

Dr. Max Schüller,

Privatdocent der Chirurgie und erster Assistent
der chirurg. Klinik zu Greifswald.

Mit sieben in den Text eingedruckten Holzschnitten.

Berlin.

Druck und Verlag von G. Reimer.

1877.

Vorrede.

Die vorliegenden Blätter, deren Inhalt schon in einzelnen Nummern der „Deutschen medicinischen Wochenschrift“ erschienen ist, sind wesentlich für den Praktiker bestimmt. Sie sollen ihn mit der Methodik einer Behandlung befreunden, für deren Ausführung sich ihm häufig genug Gelegenheit bietet. Ihrer Bestimmung gemäss, wie dem Gegenstande entsprechend enthalten sie daher manches Bekannte. Von den der Form oder dem Inhalte nach neuen Angaben aber, welche gelegentlich der Besprechung der untrennbar zur Localbehandlung des Blasenkatarrhs gehörigen chirurgischen Eingriffe in den folgenden Blättern niedergelegt worden sind, hoffe ich, dass sie die Kenntniss der Erscheinungen wie die diagnostische und therapeutische Technik bei den Leiden der Harnorgane fördern werden. Ebenso denke ich, dass auch durch die Methode, welche ich hier eingeschlagen habe, durch Zeichnungen die Verhältnisse anschaulich zu machen, ein Verfahren, welches meines Wissens bei der Darstellung dieses Gegenstandes noch nicht versucht worden ist, das Verständniss desselben erheblich erleichtert werden wird. Und in diesem Sinne wünsche ich, dass man in dieser kleinen Abhandlung einen Beitrag zur Chirurgie der Harnorgane überhaupt sehen könnte.

Der Verfasser.

Der chronische Blasenkatarrh entwickelt sich entweder aus einem acuten oder er entsteht von vorneherein unter den ihn charakterisirenden Erscheinungen als chronischer, in Folge mangelhafter Entleerung der Blase oder unter der Einwirkung eines Fremdkörpers. Der ursächlichen Momente werden sehr viele aufgezählt. In der Mehrzahl führen jedoch diejenigen Processe zum chronischen Blasenkatarrh, welche mit einer mehr weniger unvollständigen Entleerung der Harnblase verbunden sind. Das sind demnach die Verengerungen der Harnröhrenlichtung, welche durch Stricturen und Prostatahypertrophie geschaffen werden und dann die Paralyse der Blasenmusculatur, welche theils auf genuiner Atrophie, theils auf Störungen der Innervation beruhen kann. Jener begegnet man bei alten Leuten, letztere ist bekanntlich ein regelmässiges Symptom gewisser Erkrankungen der Centralorgane, besonders traumatischer Zerstörungen des Rückenmarks.

Je nach den verschiedenen aetiologischen Momenten sind nun begreiflich die Erscheinungen im Einzelfalle immer etwas verschieden; gemeinsam ist jedoch allen die Entleerung eines veränderten, durch Harnsalze, Epithelial- und Eiterzellen getrübten, meist alkalischen Harnes. Der Harn verliert theils in Folge der Einwirkung zersetzender Fermente, theils in Folge der verlangsamten Entleerung und der Stagnation in der Blase sehr bald seine saure Beschaffenheit, wird alkalisch und wirkt nun um so nachtheiliger auf die Blasenschleimhaut ein. Dieselbe stösst reichliche Epithelien ab, scheidet schliesslich Eiterkörperchen aus, tritt in den Zustand des chronischen Katarrhs. Dabei setzt sich schon in der Blase ein dickes und unter der Einwirkung des alkalischen Urines zähschleimiges, gallertiges Sediment ab, welches dem Blasengrunde anhaftet und nur schwer zu entfernen ist. Das aus abgestossenen Epithelien und Eiterkörperchen bestehende, sich leicht zersetzende katarrhalische Secret steigert nun wiederum die Alkalescenz des Urines und so findet eine dauernde Wechselwirkung zwischen dem stagnirenden Urin und dem Blasenschleimhautepithel statt. Ein ähnliches Causalverhältniss kann sich auch in denjenigen Fällen entwickeln, bei welchen der Katarrh aus einem acuten entstand, wiewohl gerade hierbei, speciell bei den sogenannten fortgeleiteten Urethralkatarrhen der Urin oft noch lange sauer bleiben kann. Meist jedoch tritt auch bei aus acuten Katarrhen entstandenen chronischen eine alkalische Zersetzung des Urins ein.

Es ist eine den heutigen Anschauungen sehr adäquate Ansicht, dass die alkalische Zersetzung des Urines stets die Folge der Einwirkung eines von aussen eingedrungenen Fermentkörpers (der Bakterien) sei. Diese Auffassung, welche aus exacten Beobachtungen über den Zersetzungsvorgang des Urines ausserhalb der Blase abgeleitet und zuerst von Traube gegeben worden ist, trifft unzweifelhaft für viele Fälle richtig zu. Keineswegs aber wird dadurch die Alkalescenz des Urines in den Fällen erklärt, bei welchen niemals ein solcher fermentirender Körper von aussen eingedrungen sein kann, weil niemals vorher ein Katheter bei ihnen applicirt wurde. In solchen Fällen muss man entweder annehmen, dass die Fermentkörper vom Blute aus mit dem Urin in die Blase gelangt sind, oder dass die Alkalescenz von andern Bedingungen abhängig ist, welche wir noch nicht kennen. Man kann sich immerhin vorstellen, dass diese Verhältnisse besonders günstig sind bei den Zuständen, welche mit einer mangelhaften Entleerung des Urines verknüpft sind. Während Fermentkörper (z. B. Bakterien) unter normalen Verhältnissen theils in zu geringer Menge vorhanden sind, theils zu rasch aus der Blase entleert werden, so kann es sehr wohl plausibel erscheinen, dass sie nun sich anstauen, auf den Harn länger und intensiver einwirken und so die alkalische Zersetzung des Urines veranlassen können. Es würden die aus dem Blut auch unter normalen Verhältnissen mit dem Harne ausgeschiedenen Fermentkörper nun deshalb in der eben geschilderten Weise einwirken können, weil hierfür durch die mangelhafte Harnentleerung günstige mechanische Bedingungen geschaffen werden, von welchen ja, wie ich selber in einer Experimentaluntersuchung [1]) für die Bakterien bestätigt habe, überhaupt die Entfaltung fermentirender Einwirkungen wesentlich abhängig ist. — Da diese

[1]) Schüller, Experimentelle Beiträge zum Studium der septischen Infection, Habilitationsschrift 1875.

Reflexionen unzweifelhaft einen vollen positiven Werth gewinnen, wenn das Experiment sie bestätigt, so habe ich einige darauf bezügliche Versuche bei Hunden angestellt, deren Resultate ich hier kurz mittheilen will.

Um in möglichst einfacher Weise die Bedingungen einer mangelhaften Entleerung der Blase herbeizuführen, zog ich bei jungen gesunden Hunden entweder von einem einzigen Stichpunkte aus subcutan eine carbolisirte Katgutschlinge (mittelst einer stark gekrümmten Nadel) um die pars bulbosa der Harnröhre, oder ich legte zuvor die Harnröhre in der pars membranacea von einem kleinen medianen Hautschnitt aus bloss, und führte dann ebenso einen Katgutfaden um die Harnröhre, ohne dieselbe zu verletzen. Die Schlinge wurde mässig angezogen und so eine Strictur (nicht eine vollständige Verschliessung!) erzeugt. Nach dieser kleinen Operation können die Thiere den Urin noch lassen, aber die Entleerung geschieht nur in dünnem, oft unterbrochenem Strahle, oder nur tropfenweis, und derart unvollkommen, dass immer noch ein Theil des Harnes in der Blase zurückbleibt. Sonach waren in der That hierdurch analoge Verhältnisse geschaffen, wie sie bei vielen unserer Patienten mit Blasenbeschwerden bestehen.

Der Urin wurde bei den Thieren mehrere Tage vor dem Versuche und ebenso nach Anlegung der Strictur in einem Glase aufgefangen und frisch gelassen sofort untersucht; ein Katheter aber absichtlich niemals gebraucht. Das Resultat dieser Versuche war höchst überraschend. Regelmässig wurde der vor dem Versuche stark sauer entleerte vollkommen klare Harn nach der Anlegung der Strictur innerhalb zweier Tage neutral und trübe gelassen. Sowie die Ligatur gelöst wurde, verschwand immer sehr rasch die neutrale Reaction. Die saure Reaction des Harnes wandelte sich um so rascher in die neutrale, ja sogar in die alkalische um, je häufiger bei demselben Thiere die Stricturirung wiederholt worden war. In dem gelassenen trüben neutral reagirenden Harne fanden sich Schleimkörperchen, einige abgestossene Blasenepithelien und runde Bakterien. Da von einem etwaigen entzündlichen Reize von Seiten der Stricturstelle, besonders bei der einfachen Application der Katgutschlinge gar nicht die Rede sein kann, indem sowohl diese einfache Umschnürung ebenso wie die vorgängige Blosslegung der Urethra vollständig ohne die geringsten Reactionserscheinungen in loco laesionis verlief, so muss man demnach die charakteristische Umwandlung der Urinreaction in der That auf die mangelhafte Entleerung desselben beziehen.

Ob nun die Veränderung der Reaction durch die Einwirkung sich anhäufender Bakterien, oder durch eine Zersetzung der zugleich reichlicher vorhandenen Schleimkörperchen und Epithelialzellen, oder endlich durch ein von diesen beiden körperlichen Elementen unabhängiges Ferment verursacht wird, das lasse ich dahin gestellt. Die Entscheidung hierüber ist schwierig, wenn nicht unmöglich. Das practische Interesse dieser Versuche knüpft sich ja doch wesentlich an die experimentell erhärtete Thatsache, dass in der That die mechanische Hemmung der vollkommenen Entleerung der Blase im Stande ist, eine Veränderung der Urinreaction und wenn man will auch die Initialerscheinungen eines Blasenkatarrhs herbeizuführen. Und für die practischen Zwecke dieser Arbeit mag dieses Wenige meiner Versuche, welche ich gelegentlich noch weiter fortsetzen werde, genügen.

Die mangelhafte Entleerung der Blase ist eine sehr wesentliche Erscheinung des chronischen Blasenkatarrhs. Wie sie nämlich an und für sich häufig zum Blasenkatarrh führt und jedenfalls zur Entstehung desselben disponirt, so pflegt sie sich auch an die aus anderen Ursachen entstandenen Katarrhe anzuschliessen und erfährt in denjenigen Fällen, bei welchen sie zur Entstehung des chronischen Katarrhs Veranlassung gab, stets, vorwiegend durch die Ausscheidung gallertiger, dem Blasengrunde anhaftender Niederschläge, eine Steigerung. Die Blase dehnt sich mehr und mehr aus. Die Musculatur wird, trotzdem sie anfänglich hyperplasirt, schliesslich doch mehr und mehr insufficient, da sie über ihre Elasticitätsgrenze ausgespannt wird. Hieran schliessen sich noch eine Reihe anderer Beschwerden, auf welche ich, da sie, an sich bekannt, nicht in das Bereich dieser Skizze gehören, hier nicht weiter eingehen will, von welchen wir aber wissen, dass sie wie z. B. die Bildung von Steinen oder die mechanische Dilatation des centralwärts gelegenen Harnapparates oder die zu diesem fortschreitenden Entzündungen (Pyelitis, Nephritis) nicht blos bedeutende weitere functionelle Störungen verursachen, sondern auch direct früher oder später das Leben gefährden können.

Diese Skizzirung der wichtigsten Verhältnisse beim chronischen Blasenkatarrh macht keinen Anspruch auf Vollständigkeit. Sie soll nur dazu dienen, uns einige wesentliche Anhaltspunkte für die Aufstellung zweckentsprechender, durch die Erscheinungen unmittelbar gebotener Indicationen für die Behandlung zu geben. Und dazu genügt sie meines Erachtens vorläufig vollkommen, um so mehr als ohnehin im Verlaufe der weiteren Erörterung unseres Gegenstandes einige Details noch eine speciellere Besprechung erfahren werden.

Bezüglich der Behandlung wird gewöhnlich als selbstverständlich hingestellt, dass wir die veranlassenden Momente zu beseitigen suchen. Und in der That ist es ja auch naturgemäss, dass wir, wenn es im Bereiche der Möglichkeit liegt, alles beseitigen, was wir als ursprüngliche Entstehungsursache dieses lästigen und gefährlichen Leidens erkannt haben. Aber man darf sich darüber keine Illusionen machen. In vielen Fällen sind wir bekanntlich gänzlich ausser Stande, auf dieselben einzuwirken. Wir können wohl und werden eine vorhandene Strictur beseitigen, wir müssen einen Stein entfernen; eine vergrösserte Prostata dagegen lässt sich nicht so ohne weiteres, vielleicht überhaupt nicht immer reduciren. Denn auch über die parenchymatösen Injectionen, welche von Heine [1]) gegen dieses Leiden in die Praxis eingeführt worden sind, liegen bislang noch zu wenig Erfahrungen vor, als dass man sie schon als ein Radicalmittel gegen Prostatahypertrophie ansprechen dürfte. Gleichwohl bin ich der Ueberzeugung, dass es uns vielleicht auf diesem Wege noch am besten gelingen kann, diesem Uebel beizukommen. In der Mehrzahl der Fälle von Blasencatarrh bei Prostatahypertrophie werden wir durch die Dringlichkeit der Erscheinungen gezwungen sein, von jeder causalen Behandlung vorläufig abzusehen, um durch eine einfach symptomatische den gravirendesten Störungen abzuhelfen. — Aber auch in jenen Fällen, welche wie bei Stricturen, Steinbildung, Fremdkörpern einer direct eingreifenden causalen Behandlung zugänglich sind, wird damit nicht immer der Blasencatarrh beseitigt sein, da eben meist noch eine Reihe derjenigen Momente bestehen bleiben, welche, wie ich schon oben hervorhob, ihn unterhalten. Speciell trifft das für die Ausdehnung der Blase, für die Functionsinsufficienz ihrer Musculatur, für die Veränderungen der Blasenschleimhaut selber. In alten Fällen kann dieselbe ebenso wie die Insufficienz der Blasenmusculatur so bedeutend sein, dass die blosse Elimination einer Verengerung oder eines Steines fast ohne nennenswerthen Einfluss auf dieselbe bleibt. — Bei effectiven Lähmungen der Blasenmusculatur ist uns meist jegliche Einwirkung auf die Reparation der gestörten Nervenleitung versagt. Man hat ja auch hier innere Mittel und

[1]) Heine, Ueber Radicalbehandlung der Prostatahypertrophie. Verhandl. d. deutschen Gesellsch. f. Chirurgie. 1874. p. 82.

Electricität angewendet, und auch wir haben versuchsweise in analogen Fällen davon Gebrauch gemacht. Aber von irgend einem wesentlichen Erfolg dieser Behandlung ist bislang nichts zu bemerken gewesen. In Beziehung auf den Blasencatarrh ist sie vollständig resultatlos. Daher thut man in solchen Fällen besser, das Hauptgewicht auf die symptomatische Behandlung des Catarrhs zu legen. — Jedoch auch in den vorher erwähnten Fällen bleibt, wie sich aus einer unbefangenen Prüfung der geschilderten Verhältnisse ergiebt, eine Hauptaufgabe für unser therapeutisches Eingreifen die Behandlung des Catarrhs selber, die Beseitigung der sogenannten secundären Ursachen. Erst wenn wir diese Behandlung mit der causalen combiniren, werden wir zu befriedigenden Resultaten gelangen.

An die im eben ausgesprochenen Sinne causale Behandlung liesse sich als gewissermaassen ihr angehörig die Beseitigung der alkalischen Zersetzung des Urines anschliessen, da letztere, wie ich schon oben andeutete, in der That sehr häufig den directen Anlass zum Catarrh der Blasenschleimhaut giebt. Eine directe Einwirkung in dieser Richtung war unsrer Therapie bislang nicht gelungen. Doch könnte man als eine solche den Erfolg der internen Salicylbehandlung auffassen, über welche neuerdings zuerst Friedreich bei chronischen Blasencatarrhen seine bekannten interessanten Beobachtungen gemacht hat, welche von Fürbringer veröffentlicht wurden. Freilich darf ich nicht verschweigen, dass es uns bislang noch nicht möglich gewesen, mit internen Salicyldosen die alkalische Gährung des Urines bei chronischen Blasencatarrhen aufzuheben. Trotzdem einzelne Patienten täglich Dosen von 8—10 Gramm Acid. salicylicum nahmen, blieb der Urin unverändert alkalisch. Dieser negative Erfolg ist insofern sehr überraschend, da es ja bekannt ist, dass die Salicylsäure als solche im Harn ausgeschieden wird. Möglich, dass sie vielleicht nur in relativ leichteren Fällen von chronischem Blasencatarrh, oder in solchen, welche weniger localen als vielmehr allgemeinen Störungen und Erkrankungen ihre Entstehung verdanken, wirksam ist. — Wie dem auch sein mag, immerhin ergiebt sich das aus unsrer Beobachtung, dass man nicht all zu viel von der internen Salicylbehandlung beim chronischen Blasencatarrh erwarten darf. —

Wirksamer lässt sich derselbe auf anderen Wegen angreifen. Wir dürfen uns nur von den wesentlichsten Symptomen leiten lassen, um das Zweckentsprechende herauszufinden. Aus einer einfachen Ueberlegung des causalen Zusammenhangs der Erscheinungen, wie ich ihn oben kurz skizzirt habe, geht überzeugend hervor, dass in erster Linie für eine vollständige Entleerung der Blase zu sorgen ist. Denn die Stagnation des Urins, speciell des alkalischen Urins, ist eine der hauptsächlichsten Bedingungen sowohl für die Entstehung wie für die Unterhaltung des chronischen Catarrhs. Die Entleerung der Blase hat daher den doppelten Zweck, theils die Blasenschleimhaut dem deletären Einflusse des zersetzten Urines zu entziehen, theils die Blasenwände auch von dem dilatirenden Drucke der angestauten Flüssigkeit zu entlasten, damit die Blase allmälich wieder ihre normale Functionsfähigkeit erlangt. Neben dieser ohne Zweifel dringlichsten Indication bleibt uns noch übrig, womöglich direct auf die Zersetzung des Urines und auf den Catarrh der Blasenschleimhaut selber einzuwirken. Denn wenn auch mit der systematischen Entleerung der Blase schon an sich der Zersetzung des Urines einigermaassen gesteuert und eines der wesentlichsten ursächlichen Momente für den Catarrh beseitigt wird, so pflegt dieses Verfahren jedoch für die Heilung des Catarrhs sehr häufig nicht auszureichen. Darum ist es wünschenswerth, noch geeignete Mittel auf die Blasenschleimhaut selber zu appliciren, welche unter Umständen zugleich auf die Alkalescenz des Urines einwirken.

Wie wir den ebengenannten Indicationen, mit welchen augenscheinlich die Hauptaufgaben und anscheinend diejenigen erfüllt sind, welche sich naturgemäss aus einem richtigen Verständniss der vorhandenen Erscheinungen ergeben, gerecht werden können, bedarf jedoch noch einer kurzen allgemeinen Erörterung. Wenngleich es nämlich gewissermaassen selbstverständlich erscheint, dass wir zur Entleerung der Blase den Katheter anwenden, dass wir zur Heilung der catarrhalisch afficirten Schleimhaut passende medicamentöse Bespülungen der Innenfläche der Blase mittelst desselben Katheters vornehmen, so ist doch diese naheliegende und an sich einfache Behandlungsweise bei weitem noch nicht Allgemeingut der Praktiker geworden. Vielmehr meint man immer noch, gegen den Blasencatarrh mit inneren Mitteln dasselbe, oder gar mehr auszurichten, wie mit einer Localbehandlung. Aber es kann meines Erachtens gar keinem Zweifel unterliegen, dass wir den vorliegenden Indicationen weit sichrer mit der Localbehandlung genügen können. Auf die Entleerung der Blase lässt sich durch innere Mittel, wie wir sie auch wählen mögen, überhaupt nicht einwirken. Was wir mit den üblichen inneren Mitteln zu leisten vermögen, besteht entweder in einer Verdünnung des Urines, oder in einer adstringirenden Einwirkung auf die Schleimhaut, eine vollständige systematische Entleerung der Blase aber werden wir damit niemals erzielen. Fehlt diese, bleibt demnach nach jeder Harnentleerung immer noch ein Rest stagnirenden Urines in der Blase, so wird der deletäre Einfluss desselben auf die Blasenschleimhaut immer wieder jeden supponirten Effect der internen Mittel paralysiren. Auch auf die Blasenschleimhaut selber werden zweckentsprechende Mittel bei directer Application vermittelst des Katheters weit sichrer wirken, als nach ihrer langen Passage durch das Blut. Gleichwohl bin ich weit entfernt, die inneren Mittel für überflüssig zu halten. Im Gegentheil können und müssen sie oft in zweckentsprechender Weise mit der Localbehandlung verbunden werden. Nur darf man in ihnen nicht den Schwerpunkt der Behandlung suchen. Derselbe liegt vielmehr und bleibt unbestritten in der Localbehandlung.

Auf diese letztere möge es mir gestattet sein, im Folgenden ausführlicher einzugehen. Sie zerfällt in eine allgemeine, und in eine besondere, durch die individuellen Verhältnisse der einzelnen Fälle gebotene. Was zunächst die Erfüllung der oben aufgestellten allgemeinen Indicationen anlangt, so ist in erster Linie die regelmässige Entleerung der Blase durch den Katheter je nach der Schwere des Falles in zwei bis viermaliger Wiederholung eine unerlässliche Bedingung. Mindestens zweimal täglich wird bei uns unmittelbar durch denselben Katheter die Blase ausgespült[1]). Das geschieht meist in der Art, dass wir die Blase mittelst einer 200 Gramm fassenden Neusilberspritze mit feinausgezogener Canüle durch den Katheter mit einer warmen Lösung langsam anfüllen und letztere sofort danach durch denselben Katheter ablaufen lassen. Besser eignet sich noch ein Spültrichter oder „Darmrohr“ (d. i. ein Trichter mit Kautchoukschlauch, der in einer konischen Horncanüle endet) zur Füllung der Blase. Hier lässt sich der Druck leicht durch Heben resp. Senken des Trichters, in welchen die Spülflüssigkeit eingegossen wird, reguliren und kann man durch tiefes Senken des Trichters

[1]) Doppelläufige Katheter bieten gar keine Vortheile, sind übrigens ja auch nicht einmal in allen wünschenswerthen Grössen zu haben. Ueberdies kommt durch einen einfachen Katheter die Spülflüssigkeit viel allseitiger und gleichmässiger mit der Blasenschleimhaut in Contact.

die Flüssigkeit unmittelbar aus der Blase wieder ablaufen lassen. Bei der Anwendung des Trichters lässt sich vielleicht das Eindringen von Luft leichter vermeiden; doch ist dieses, übrigens wenig bedeutungsvolle Ereigniss auch bei sorgfältiger Handhabung der Spritze sehr gut zu umgehen. — Als Spülflüssigkeit sind eine Menge Mittel angegeben worden. Ich erwähne hier nur diejenigen, über welche mir eigne Erfahrung zusteht. Wir verwenden gewöhnlich 1—1½ procentige Lösungen von Carbolsäure, 0,3—0,5 procentige Lösungen von Salicylsäure. In neuerer Zeit haben wir mehrfach 5 procentige Lösungen von Chlornatrium (gewöhnliches reines Salz) angewendet. In einzelnen Fällen nahmen wir 0,05—0,2 procentige Lösungen von übermangansaurem Kali, 0,5—1 procentige Lösungen von Argentum nitricum, sowie 1—2 procentige Lösungen von Chlorzink. Und zwar wurden die beiden zuletzt genannten Präparate uur hin und wieder in Dosen von 5 bis 10 Gramm in die Blase gespritzt, nachdem dieselbe vorher entleert und mittelst einer der vorher genannten Lösungen ausgespült worden war. Von den übrigen Mitteln muss man 2, oft auch 3 Spritzen voll die Blase passiren lassen, bis die Spülflüssigkeit klar ausfliesst. Kleinere Quantitäten zur Ausspritzung zu nehmen würde den vorliegenden Zwecken nur sehr unvollkommen entsprechen. — Die differentielle Indication der einzelnen Mittel werde ich später zu präcisiren versuchen.

Da von manchen Seiten (z. B. von Podrazki, Pitha-Billroth's Handb.) auf das Bedenkliche der Einspritzungen hingewiesen wird, so sei hier noch hervorgehoben, dass ich bei den unzähligen Einspritzungen, welche ich gemacht habe, bislang niemals irgend einen bedenklichen Zufall beobachtet habe. Selbstverständlich muss man sowohl bei der Einführung des Katheters wie bei der Ausspülung der Blase in milder und sichrer Weise verfahren. Bei jedem Katheterismus gelte es als Regel, den Patienten platt, mit nur mässig durch ein Kissen unterstütztem Kopfe, aber womöglich mit erhöhtem Becken und angezogenen Beinen auf einer festen horizontalen Unterlage liegen zu lassen. Von den Kathetern benutzen wir meist die silbernen und zwar ebenso runde, von je nach Bedürfniss verschiedener Krümmung, wie die neuerdings von Herrn Prof. Hüter angegebenen „platten" (nämlich mit ovalem Querschnitt[1])). Bezüglich der letzteren bemerke

[1]) Die platten Katheter müssen am Pavillon einen runden Querschnitt haben, damit man die Canüle der Spritze oder des „Spültrichters" be-

ich, dass sie sich in vielen Fällen leichter einführen lassen, und überdies in der Regel von den Patienten selber vor den runden bevorzugt werden. Sicher ist bei der Wahl der Katheter speciell in Fällen von Prostatahypertrophie ein ebenso grosses Gewicht auf die Grösse des Krümmungsbogens wie auf die Beschaffenheit des Querschnittes des Katheterrohres zu legen, eine Ansicht, von deren Richtigkeit man sich ebensowohl beim Katheterismus, wie bei der Untersuchung an Leichen von Leuten mit Prostatahypertrophie überzeugen kann. Sie gewinnt an Bestätigung, wenn man einen Blick auf den schönen Becken-Durchschnitt eines Mannes mit Prostatahypertrophie wirft, welcher das klassische Werk Socin's „die Krankheiten der Prostata [1])" ziert. Eine Vergleichung desselben mit einem normalen Beckendurchschnitt lehrt in sehr instructiver Weise, dass die Harnröhre bei der Prostatahypertrophie eine beträchtliche Verziehung nach hinten und zugleich eine sehr starke Krümmung im prostatischen Theile erfahren hat. Aus Socin's Untersuchungen ergiebt sich, dass je nach den verschiedenen Formen der Hypertrophie nicht nur die Lichtung, sondern auch die Verlaufsrichtung der Harnröhre verschiedene und sehr auffallende Abweichungen vom Normalen zeigt. — Dies hat natürlich auch für den Katheterismus hohe Bedeutung und muss umso mehr zu einer thunlichst milden und vorsichtigen, aber auch einsichtigen Handhabung desselben bei Blasenkatarrhen auffordern. — Dasselbe gilt, wie schon bemerkt, auch für die Blaseninjectionen. Sie müssen je nach der Capacität und Reizbarkeit der Blase modificirt werden. Demnach begnügt man sich unter Umständen bei einzelnen Patienten mit dem dritten, vierten Theile der Quantität, welche bei andern ohne Bedenken in die Blase gespritzt werden kann, und sucht seinen Zweck mehr durch eine öftere Wiederholung als durch die forcirte Injection grosser Massen zu erreichen. In manchen Fällen ist bei der Entleerung der Blase ein mässiger Druck auf die Blasengegend gestattet und nothwendig, obwohl auch bei mangelhafter Energie der Blasenmusculatur in der Regel die Musculatur der Bauchpresse und der Druck innerhalb der Bauchhöhle compensatorisch wirkt. — In vielen Fällen haben wir nebenbei mit Vortheil warme Sitzbäder gebrauchen lassen, sowie es auch zweckentsprechend ist, die Patienten warme Unterkleider tragen zu lassen.

quem aufsetzen kann. (Sie werden in Sätzen von 6 Stück von dem Instrumentenmacher P. Weinberg in Greifswald, Fischstr. angefertigt.)

[1]) Pitha-Billroth's Handb. d. Chir. Bd. III. 2. Abth. 8. Liefg.

Noch will ich bemerken, dass es bei uns Princip ist, keinen der Patienten zu entlassen, bevor er nicht gelernt hat, sich selber zu katheterisiren und die Blase auszuspülen. —

Je nach den einzelnen Formen, unter welchen der chronische Blasenkatarrh auftritt, sind einzelne besondere Modificationen der Behandlung geboten. Für die Besprechung derselben können wir sehr zweckmässig die auf unserer Klinik beobachteten Fälle, deren Benutzung mir Herr Professor Hueter in höchst dankenswerther Weise gestattete, zu Grunde legen, da dieselben so ziemlich vollständig die Hauptformen des chronischen Blasenkatarrhs repräsentiren. Wir haben binnen Jahresfrist 17 Fälle von Blasenkatarrh zu behandeln gehabt, welche sich nach den ätiologischen Momenten folgendermaassen gruppiren lassen:

In 3 Fällen bestanden Stricturen, in 6 Fällen bestand Prostatahypertrophie (1mal zugleich Zottenkrebs), 3mal war der Katarrh Folge einer fortgeleiteten Entzündung, in 1 Fall bestand Blasenlähmung in Folge von Quetschung des Rückenmarks, in 4 Fällen wurde der Blasenkatarrh bei Frauen und zwar theils nach vorausgegangenem Wochenbette, theils im Gefolge von krankhaften Störungen der Sexualorgane beobachtet.

A. Chronischer Blasenkatarrh in Folge von Stricturen.

Von den Stricturen hat ein Fall bei einem 52 Jahre alten Manne kein specielleres Interesse. Nur will ich bezüglich der Behandlung des Blasenkatarrhs hervorheben, dass etwa 14 Tage lang täglich 6—10 Grm. später 12 Grm. Salicylsäure in Pulverform innerlich — ohne irgend welchen Erfolg auf die alkalische Reaction des Harnes gegeben wurden. Hierauf beschränkten wir uns auf die zweimalige Ausspülung der Blase mit $1\frac{1}{2}$procentiger Carbolsäure und liessen nebenbei noch warme Sitzbäder nehmen. Danach verlor sich bald die alkalische Reaction und konnte Pat. nach 4 Wochen geheilt entlassen werden.

Eine genauere Besprechung verdienen dagegen die beiden folgenden Fälle, bei welchen mit glücklichem Erfolg der äussere Harnröhrenschnitt gemacht wurde. Beide demonstriren übrigens auch in instructiver Weise nicht bloss die Erscheinungen des Blasenkatarrhs bei Stricturen, sondern auch wie nothwendig es ist, denselben in gleicher Weise wie die Strictur zu berücksichtigen.

Herr L. K., 42 J., aufgenommen am 21. Nov. 1875. Pat., von kleinem, schwächlichem Körperbau, leidet seit vielen Jahren an Stricturen und Harnbeschwerden, hat schon vielfache „Bougiekuren" dnrchgemacht. In der letzten Zeit waren die Harnbeschwerden heftiger geworden; häufig Urindrang, Nachträufeln, dünner Urinstrahl, mangelhafte Harnentleerung. Es fand sich ein mässiger Bronchialkatarrh, sonst gesunde Organe. Der mühsam, unter lebhaftem Drängen entleerte Urin ist schwach sauer, wird beim Stehen sehr rasch alkalisch, enthält Massen Schleimkörperchen, abgestossener Epithelien und Eiterkörperchen. Die Blase ist nach dem Urinlassen noch deutlich über der Symphyse zu palpiren. Es fand demnach niemals eine vollkommene Entleerung statt. Bei der Sondirung findet sich eine leicht passirbare Strictur vor der Pars bulbosa, und eine zweite derb callöse in der Pars membranacea. Dieselbe beginnt gleich hinter dem Bulbus urethrae und dehnt sich bis zur Prostata aus. Bei der Analuntersuchung fand sich eine tiefe Rectaltasche[1]), in deren Grund man die derbe schwielige Masse im Verlaufe der Pars membranacea fühlte, von welcher stark schräg nach abwärts die nicht vergrösserte Prostata lief. Ich habe versucht, die Verhältnisse, wie ich sie bei diesem Patienten fand, in der schematischen Zeichnung eines Beckendurchschnittes wiederzugeben, welche ich hier umstehend beifüge.

Dieselbe ist nach dem in Socin's Monographie („die Krankheiten der Prostata") enthaltenen Beckendurchschnitte einer gefrorenen Leiche mit normalen Beckenorganen (Figur 1) reproducirt; nur habe ich alle Maasse auf die Hälfte reducirt, In diese Durchschnittszeichnung sind die Verhältnisse eingetragen, wie sie mir an den Harnorganen unsres Patienten zu liegen schienen. Solche Zeichnungen, welche ich mir mehrfach auch von anderen Patienten entworfen habe, empfehlen sich ausserordentlich zur Erleichterung des Verständnisses der oft so complicirten Veränderungen. — Vergleicht man den Verlauf der Harnröhre mit dem normalen, welcher durch die punctirte Linie angedeutet ist, so springt die erhebliche Abweichung deutlich in die Augen. Die Harnröhre ist in der stricturirten Partie augenscheinlich gegen die Symphyse vorzogen und so in einen nach dem Rectum zu offnen Winkel eingeknickt, wodurch sowohl die Schwierigkeit der Harnentleerung wie des Katheterismus voll-

[1]) Vergl. die Fig. 1. Die eine gestrichelte Linie bezeichnet die normale Contur der Rectaltasche, die andere der normalen Harnröhre.

Fig. 1.

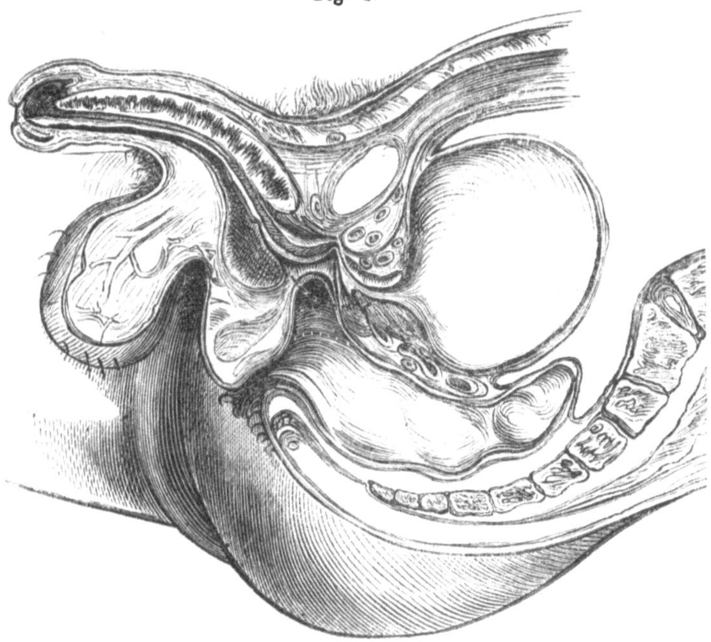

kommen begreiflich war. Nur einmal war es Herrn Prof. Hüter gelungen, die Strictur auf eine Strecke mit dem Dilatator von Stearns zu passiren. — An der Hinterfläche des Scrotums mündete eine Harnfistel. — Unter solchen Umständen schien die Urethrotomie indicirt. Sie wurde mit einem äusseren medianen Schnitt gegen die hintere Strictur am 25. Nov. ausgeführt. Die narbige Destruction und Verziehung der Harnröhre an der Stricturstelle war aber so bedeutend, dass es erst am Tage nach der Operation gelang, das hintere Harnröhrenende aufzufinden. Ich führte während des Uriņirens des Patienten einen elastischen Katheter No. 4 durch die Schnittöffnung der Harnröhre in die Blase, liess denselben vorläufig liegen und schob täglich stärkere Nummern nach, so dass wir bald bis zu No. 9 gelangt waren. Eine heftige parenchymatöse Blutung aus dem hinteren Theile der Wunde, welche am 4. Tage nach der Operation eintrat, stillte ich, da ich kein spritzendes Gefäss finden konnte und überdies vermuthete, dass sie aus der Prostata komme, durch die Tamponade des Rectums (Gaze mit kleinen Watteballen). — Der Katheter wurde täglich mehrmals (Tag und Nacht) und zwar von der Wunde aus eingeführt und durch ihn die Blase wie im vorher geschilderten Falle ausgespült, während die Wunde mit Hüter's feuchtem Carbolwatteverband verbunden wurde. In der Folge nahmen wir 0,3procentige Salicylsäurelösung zur Ausspülung und gelang es hiermit den Katarrh sehr rasch zu beseitigen. Patient, welcher übrigens mittlerweile eine Pneumonie zu bestehen hatte, wurde im August entlassen.

Etwas günstiger lagen die Verhältnisse im folgenden Falle.

F. St., Seemann, 30 J., am 4. Juli 1876 aufgenommen, hatte vor 3 Jahren eine Gonorrhöe, in deren Verlaufe sich eine Strictur entwickelte, welche jedoch anfänglich nur wenig Beschwerden machte, bis plötzlich, vor etwa 8 Monaten, während eines Intermittensanfalles, welchen Patient in einem spanischen Hospitale abwartete, eine 6 Tage andauernde Harnretention eintrat. Es entwickelte sich dabei hinter dem Scrotum eine derbe pralle Anschwellung längs der Harnröhre, welche am 6. Tage spontan aufbrach, und eine Menge Eiter und Urin entleerte. Während der Harnverhaltung soll niemals der Katheter applicirt sein. In der Folge floss der Urin, aber nur während des Harnlassens, sowohl aus der Urethralmündung wie aus der Urethralfistel. Dem Patienten war selber aufgefallen, dass die Blase dabei niemals vollständig entleert werden konnte, und dass der Urin beständig trübe war. — Er trat am 4. Juli 1876 in unsere Behandlung ein. Pat., von sehr kräftiger Figur mit im übrigen gesunden Binnenorganen, aber von etwas blasser Gesichtsfarbe, zeigt hinter dem Scrotum eine haselnussgrosse nach rechts von der Mittellinie gelegene Anschwellung von blaurother Farbe, fluctuirend, in deren Mitte sich eine stecknadelkopfgrosse Oeffnung befindet, aus welcher sich auf Druck eine geringe Quantität mit Flüssigkeit gemengten Eiters entleert. Vor dieser Anschwellung ist ein zweiter harter Wulst quer über der Harnröhre liegend zu fühlen. Die Blase ist deutlich vergrössert über der Symphyse zu palpiren. — Der Katheterismus ergiebt entsprechend dem eben beschriebenen Wulst (vor der Pars bulbosa) eine für einen Katheter No. 6 passirbare Strictur, weiter hinten, im Anfangstheil der Pars membranacea, eine zweite etwas engere Strictur, hinter welcher die Harnröhre deutlich erweitert erscheint. Die Prostata ist nicht vergrössert. Der entleerte Urin reagirt schwach sauer, wird aber beim Stehen rasch alkalisch, enthält ein vorwiegend aus Eiterkörperchen und abgestossenen Epithelien bestehendes Sediment. Am 10. Juli wurde die äussere Urethrotomie gemacht und zugleich durch denselben Schnitt die Urethralfistel gespalten. Die Operation verlief sehr rasch und glatt. In die Wunde wurde ein carbolisirter Gazestreifen gelegt, und darüber ein Ballen 4procentiger Salicyljute durch eine T-Binde befestigt. Die Blase wurde täglich (allmälig mit stärkeren Kathetern) entleert und mit 1½procentiger Carbolsäure, später mit 5procentiger Chlornatriumlösung ausgespült. Der Verlauf war vollkommen fieberfrei und so günstig, dass Patient schon vom 26. Juli an ausser Bett sein konnte. Die Wunde war Mitte August geschlossen, der Katarrh beseitigt, die Harnentleerung in bester Ordnung und die Harnröhre für die dicksten Nummern durchgängig und wurde demnach Patient, der mittlerweile sich selber katheterisiren und ausspülen gelernt hatte, mit einem Nelaton'schen weich-elastischen Katheter entlassen. —

Nicht in allen Fällen sind Stricturen mit Blasenkatarrhen complicirt. Erst kürzlich präsentirte sich mir ein Mann wegen Harnbeschwerden, bei dem ich eine enorme callöse Strictur in der Pars bulbosa entdeckte, welche mit Mühe für No. 1 des elastischen Katheters passirbar war; und gleichwohl wurde ein vollkommen klarer, normaler Harn entleert. Solche Fälle sind jedoch sicher sehr selten. Meist treten früh genug Katarrhe zu den Stricturen. — Dieselben entwickeln sich hier unzweifelhaft meistens in durchaus ähnlicher Weise wie bei den künstlich angelegten Stricturen bei Hunden. Wenn auch in einzelnen Fällen der Blasenkatarrh als ein ursprünglich von der Urethralschleimhaut fortgeleiteter Katarrh aufzufassen ist, so ist er sicher ebenso häufig auf die mangelhafte Entleerung des Harnes zurückzuführen. Und für diese Formen ist der experimentell durch die Umschnürung der Harnröhre erzeugte Katarrh ein in allen Punkten congruentes Paradigma. —

In der Regel imponirt bei den mit Stricturen vergesellschafteten Blasenkatarrhen die Strictur mit Recht als das Wichtigere, doch darf über der Behandlung derselben der Katarrh nicht vergessen werden. Diese Bemerkung möchte ich besonders in Rücksicht auf die Behandlung durch das Dilatationsverfahren hervorheben. So berechtigt und gefordert dasselbe unzweifelhaft in vielen Fällen von Stricturen ist, so giebt es doch Fälle, in welchen die Behandlung des Blasenkatarrhs und der consecutiven Erscheinungen weit dringlicher indicirt sind. Da würde eine langsame Dilatationskur nur eine unliebsame, vielleicht eine gefährliche Verzögerung schaffen. — Ist in solchen Fällen die Strictur für einen dünnen

Katheter passirbar, so erscheint es unzweifelhaft wichtiger, durch diesen, wenn auch mit einiger Mühe, die Blase auszuspülen, — kurz erst den Blasenkatarrh zu behandeln, als die Zeit mit langwierigen Dilatationsversuchen zu verbringen, welche gerade bei solchen Patienten, selbst wenn sie von geschickter Hand ausgeführt werden, leicht von bedenklichen Reactionen gefolgt sind, wie dies auch einer der bedeutendsten Kenner und Gönner der Dilatationsmethode Dittel in seiner rühmlich bekannten Darstellung „die Stricturen der Harnröhre" gebührend hervorhebt. Die Behandlung der Strictur tritt in solcheu Fällen in die zweite Linie und kann besser bis zur Beseitigung des Katarrhs, oder doch der gravirendesten Erscheinungen desselben verschoben werden, falls die Strictur nicht schon unter der Hand in Folge des täglich wiederholten Katheterismus allmälig erweitert worden ist.

Bezüglich des Katheterismus möchte ich noch darauf aufmerksam machen, dass man sich denselben bei Stricturen wesentlich erleichtern wird, wenn man sich vorher durch die Palpation von aussen oder per Rectum, oder besser durch die combinirte Urethral- und Rectaluntersuchung über den Sitz der Strictur, die Form des Callus, d. i. der die Harnröhre an der Stricturstelle zwingenartig umlagernden und durchsetzenden Narbenmasse, und speciell über den Grad der Verziehung orientirt, welche eventualiter die Harnröhre in toto erlitten hat. Besonders letzteren Punkt halte ich für wichtig. Er kann nur durch die Rectaluntersuchung festgestellt werden. Die combinirte Urethral-Rectal-Untersuchung führt man in folgender Weise aus. Während der Patient horizontal mit mässig flectirten Schenkeln auf einer festen Matratze liegt, führt man von der linken Seite des Patienten aus einen Katheter in die Harnröhre, hält diesen wie eine Sonde leicht zwischen den Fingern der rechten Hand und dringt (unter oder über dem linken Oberschenkel des Patienten her) mit bem beölten Zeigefinger der linken Hand langsam in das Rectum ein, in der Weise wie ich es in der umstehenden schematischen Zeichnung dargestellt habe. (Erfordert es der Fall, so muss man die Hände wechseln und von der rechten Seite her untersuchen.) Mit dem im Rectum liegenden Finger vermag man tief in die vordere Rectaltasche einzudringen. Durch die Wand derselben fühlt man die Katheterspitze in der Pars membranacea, sowie man auch leicht die Prostata betasten kann. Der einliegende Katheter erleichtert die Orientirung, besonders wenn er leicht bewegt wird. Es lassen sich so sehr

Fig. 2.

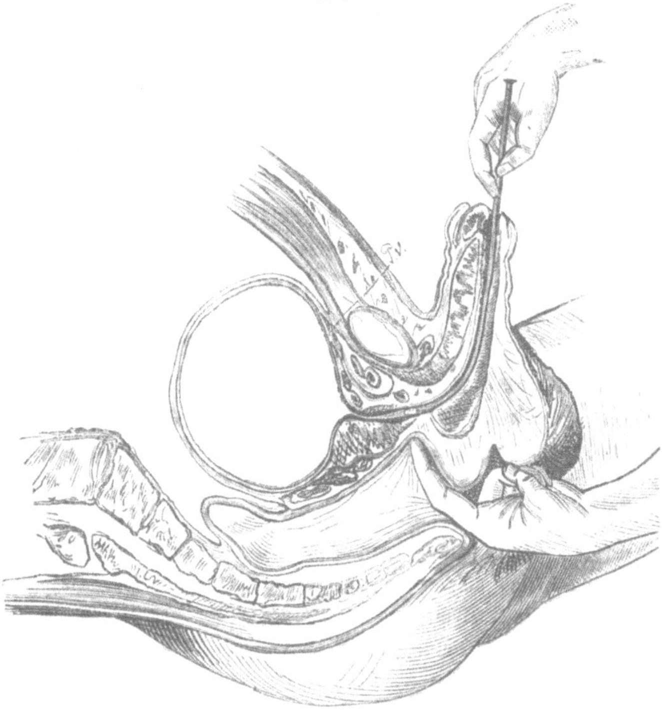

rasch und bequem hinlänglich klare Vorstellungen über die etwaigen pathologischen Veränderungen dieser Theile gewinnen; und ist diese Untersuchungsmethode, welche ich bei allen derartigen Harnröhrenleiden übe, in solchem Maasse anschaulich, dass es leicht möglich ist, sich Zeichnungen von den Verhältnissen zu machen. Ich habe so wiederholt[1]) bei Stricturen im Anfangstheile der Pars membranacea eine oft sehr erhebliche Dislocation der Harnröhre durch die stricturirenden Narbenmassen gefunden. Entweder erwies sich die Harnröhre an der betreffenden Stelle gerade nach oben gegen die Symphyse verzogen, so dass der in der Norm hier gerade oder mit der Convexität leicht rück-

[1]) Ich habe nicht allein in unserer Klinik, sondern besonders auch vorher während meiner mehrjährigen practischen Thätigkeit häufig genug Gelegenheit gehabt, Stricturen- und Prostataleiden zu sehen und zu behandeln.

wärts gekrümmte Verlauf der Harnröhre eine mehr weniger starke winklige Knickung zeigte. Oder die Harnröhre ist mehr seitlich, nach rechts oder links verzogen. In solchen Fällen complicirt nothwendigerweise diese Verziehung der Harnröhre die Schwierigkeiten, welche die Strictur bietet, nicht unerheblich und lässt es sich begreifen, dass unter solchen Verhältnissen ein Katheter in gewöhnlicher Weise eingeführt nicht in die Blase gelangen kann, trotzdem die Strictur an sich für denselben passirbar ist. Hier muss noch darauf aufmerksam gemacht werden, dass dabei gewöhnlich auch der Blasengrund tiefer steht, und der prostatische Theil eine mehr nach rückwärts geneigte Richtung erhält. Die Vertiefung des Blasengrundes ist eine Folge der veränderten Druckverhältnisse in der Blase, ein Moment, worauf neuerdings Busch[1]) bei der Dysurie alter Leute hingewiesen hat, welches aber ebenso in manchen Fällen von Stricturen zur Geltung kommt. Ueberzeugt man sich unter diesen Umständen vom Vorhandensein einer der beschriebenen Harnröhrenverziehungen, so ist es räthlich, dem Katheter die entsprechende Führung zu geben oder eventualiter in zweckentsprechender Weise seine Krümmung zu ändern. Damit gelingt es in einzelnen Fällen auffallend leicht, das vorher anscheinend unübersteigliche Hinderniss an der Stricturstelle zu überwinden. Diese Erfahrung machte ich eben erst wieder in diesen Tagen. Bei einem Stricturpatienten mit einer derben anscheinend unüberwindlichen Strictur in der Pars membranacea glückte der Katheterismus sofort, nachdem ich nach vorausgeschickter combinirter Urethro-Rectaluntersuchnng dem Katheter die entsprechende, in diesem Falle flachere Krümmung gegeben hatte. Mit länger und flacher gekrümmten Kathetern gelingt es, wie aus den beigefügten Figuren, in welchen die punctirten Linien die durch die Strictur bedingte Deviation der Harnröhre andeuten, ersichtlich ist, nothwendigerweise leichter über die Knickungsstelle in die Blase einzudringen. Vorstehende Bemerkungen darf man ebenso auf gewisse Fälle von Prostatavergrösserung übertragen und kann ich in dieser Beziehung sowohl auf meine früheren Aeusserungen über die Veränderungen der Verlaufsrichtung der Harnröhre bei denselben, wie auf das Spätere verweisen.

Findet sich neben einem chronischen Blasenkatarrh mit schweren Folgeerscheinungen eine unpassirbare Strictur, so ist die Urethrotomie

[1]) Busch, häufigste Ursache der senilen Dysurie. Langenb. Arch. f. klin. Chir. Bd. 20. S. 461.

Fig. 3 [1]).

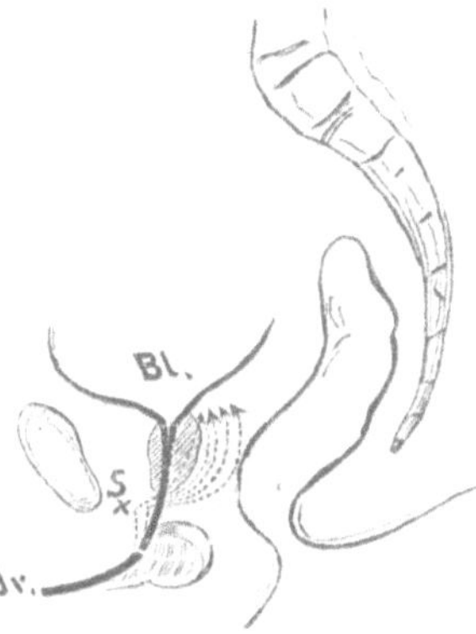

Fig. 4 [1]).

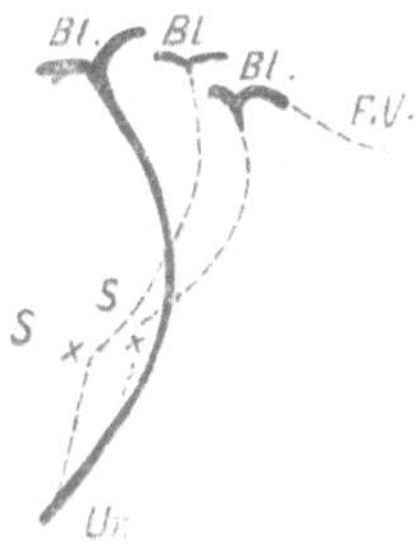

indicirt, nicht bloss der Strictur wegen, sondern auch hier wesentlich, um die üblen Folgen des chronischen Katarrhs und der unvollkommenen Entleerung zu beseitigen. Die forcirte Dilatation, welche statt derselben in solchen Fällen versucht worden, ist immer ein sehr precäres Unternehmen und jedenfalls weniger sicher und dabei zugleich gefahrvoller als die Urethrotomie[2]). Die Urethrotomie durch äusseren Schnitt dagegen hat wenigstens nach den hier gemachten Erfahrungen sehr gute Resultate. Allerdings wird eine streng antiseptische Nachbehandlung bis zur Heilung durchgeführt. Es wird nicht bloss die Wunde mit desinficirenden Mitteln verbunden, sondern auch die Blase täglich mehrmals mit solchen ausgespült, und zwar stets durch einen frisch eingeführten Katheter. (Mit Ausnahme des oben erwähnten Falles wurde niemals der Katheter liegen gelassen, sondern stets frisch eingeführt. Uebrigens blieb er auch in jenem Falle nur einige Tage permanent in dem Blasenende der Harnröhre.) Herr Prof. Hüter hat in den letzten 2 Jahren

[1]) Schematische Darstellung der durch Stricturen bedingten Abweichungen des Harnröhrenverlaufes und der Blasenmündung, resp. des Fundus vesicae. Die ausgezogene Linie giebt den normalen Verlauf, die punctirten die Abweichungen an.

[2]) Bemerken will ich hier, dass sich für die Dilatation überhaupt das Instrument von Stearns recht gut eignet und hier in mehreren Fällen von Herrn Prof. Hüter mit grossem Vortheil angewendet wurde. Dasselbe lässt sich sehr leicht handhaben.

etwa sechs Urethrotomien gemacht und sämmtliche Patienten wurden ohne besonderen Zwischenfall rasch geheilt.

Endlich kommen auch bei Stricturenkatarrhen einzelne Fälle vor, wo statt der Urethrotomie der Blasenstich indicirt ist[1]), wenn nämlich bei einer Strictur plötzlich Harnverhaltung eintritt, die Strictur aber zur Zeit impermeabel ist. Auch die Harnretention entwickelt sich bei Stricturen relativ leichter, wenn gleichzeitig ein chronischer Blasenkatarrh besteht. Unter solchen Verhältnissen ist der Blasenstich vor der Urethrotomie vorzuziehen, weil er rascher und ohne Assistenz zu vollziehen und ebenso ungefährlich, wenn nicht gefahrloser ist und dabei doch den momentanen Indicationen am besten entspricht. — Dann wird man den Katarrh durch die Blasenstichwunde resp. durch die darin liegende Canüle in der oben geschilderten Weise behandeln, wie wir das weiter unten noch näher besprechen werden. — Nach dem Blasenstich könnte man übrigens den Versuch machen, nach Brainard's Methode[2]) von der Blase aus (durch die Blasenstichwunde) in die Harnröhre zu dringen, und so eventualiter die Strictur zu passiren, ein Verfahren, welches mir besonders bei gleichzeitig vorhandenen falschen Wegen in dem prästricturalen Theile der Harnröhre eine Beachtung zu verdienen scheint. — Dass unter Umstanden auch nach dem Blasenstich noch die Urethrotomie wegen der Strictur, periurethraler Abscedirungen etc. indicirt sein kann, brauche ich nicht weiter auszuführen. — Ja bei sehr hartnäckigen, schweren Blasenkatarrhen könnte man sogar daran denken, die Blase zu drainiren. Man würde von der Punctionsöffnung des Blasenstiches ein Drainrohr von Kautschuk durch die Blase und im Grunde derselben durch den rechten oder linken Ischio-Rectalraum neben der Analöffnung nach aussen führen. Dabei hätte man nur die Verletzung der Art. pudenda zu vermeiden, was nicht allzuschwer erscheint, wie ich mich an der Leiche überzeugt habe. Dass dies nicht nur möglich, sondern auch sehr gut vertragen wird, hat uns eine gelegentliche Beobachtung auf unserer Klinik bewiesen, welche den Gedanken an die Möglichkeit eines solchen Unternehmens in verzweifelten Fällen nahe legte. — Dadurch würde am wirksamsten jeglicher Harnstauung vorgebeugt werden; die Blasenschleimhaut würde immer frei von

[1]) Einen solchen Fall hatten wir erst kürzlich Gelegenheit zu beobachten.

[2]) cf. Dittel l. c. pag. 170.

der deletären Einwirkung des zersetzten Urines erhalten und so event. rasch der Katarrh beseitigt werden. —

Hier möge es mir noch gestattet sein, mit einigen Worten der von mir im Fall No. 2 gewählten Methode der Blutstillung zu gedenken, da dieselbe anscheinend bislang noch niemals eingeschlagen worden ist, gleich wohl aber meines Erachtens in analogen Fällen, welche gar nicht so selten sind (z. B. bei unglücklichem Katheterismus), mit grossem Nutzen in Anwendung gebracht werden kann. Ich glaube, dass man bei Blutungen aus dem in der Beckenhöhle gelegenen Theile der Harnröhre, speciell aus der Prostata, auf keine Weise wirksamer verfahren kann, als wenn man die „Rectaltasche" tamponirt, wie ich es im erwähnten Falle that, wodurch Harnröhre und Prostata gegen die Symphyse comprimirt und durch diesen Druck die zerrissenen Gefässe verschlossen werden. Eine Reihe einzelner kleiner nussgrosser Tampons (mit Watte gefüllter Gazebeutel) werden neben einander in das Rectum eingeschoben, so dass die Fäden aussen hängen bleiben. Behufs der Entfernung werden sie einzeln nach einander ausgezogen. Dieses Verfahren ist ebenso einfach wie rationell, da es in der That auf diese Weise gelingt, die Gefässe des Plexus Santorinus, speciell die der Harnröhre angehörigen in promptester Weise zu comprimiren, was wie leicht begreiflich ist, weit sicherer für die Blutstillung wirkt, wie die Application der Kälte.

B. Chronischer Blasenkatarrh in Folge fortgeleiteter Entzündung.

An die Stricturenkatarrhe lassen sich sehr passend diejenigen anschliessen, welche augenscheinlich die Resultate einer von der Harnröhrenschleimhaut zur Blasenschleimhaut fortgeleiteten Entzündung sind. Es sind in der Regel Gonorrhöen, welche zu dieser Form Veranlassung geben. Auch in unseren Fällen bestand theils noch eine solche, theils war sie eben erst kurz vorher verschwunden. Bei keinem waren Stricturen vorhanden. Hier zeichnet sich der Katarrh oft durch eine gewisse Hartnäckigkeit aus. Meist wird ein trüber, stark Eiter-haltiger Urin entleert, in welchem nicht selten kleine Stücke Granulationsgewebe gefunden werden, was vermuthen lässt, dass in solchen Fällen ulcerirende Partien auf der Harnröhren- oder Blasenschleimhaut — „katarrhalische Geschwüre" — vorhanden sind. Vielfach ist noch die Meinung verbreitet, dass es bei den von gonorrhoischen Entzündungen der Harnröhrenschleimhaut fortgeleiteten Blasenkatarrhen genüge, die chronische Gonorrhöe zu beseitigen. Es ist das ein Irrthum, für welchen auch einer unserer Fälle, den ich mittheilen will, einen Beleg giebt. Der chronische Blasenkatarrh besteht in solchen Fällen, wenn auch ursprünglich von einer fortgeleiteten gonorrhoischen Entzündung der Harnröhrenschleimhaut herrührend, in der Folge durchaus unabhängig von dieser. Er bildet dann ein selbständiges Leiden, welches allerdings an etwaigen acuten Steigerungen des Harnröhrenkatarrhs theilnehmen kann, wesshalb die Beseitigung des letzteren unzweifelhaft berechtigt ist, — welches aber keineswegs immer verschwindet, wenn der Harnröhrenkatarrh geheilt ist, und desshalb stets seine besondere Behandlung verlangt. Diese ist um so nothwendiger, als wir damit auch dem Weiterschreiten des Katarrhs auf die Nieren vorbeugen, wesches in solchen Fällen besonders leicht erfolgt. —

Zur Illustrirung mag folgender Fall dienen: Ein 20jähriger Schiffer leidet an einer seit 1 Jahr bestehenden Gonorrhöe, welche noch jetzt in Form eines starken Ausflusses vorhanden ist. Zugleich besteht ein mässiger chronischer Blasenkatarrh. Eine Strictur ist nicht nachzuweisen, wohl aber empfindet Pat. in der Pars bulbosa ein Brennen (entzündliche Schwellung der Schleimhaut). Der entleerte Urin ist trübe, reagirt schwach sauer, enthält zur Zeit abgestossene Epithelien und Eiterkörperchen. Anfänglich beschränkten wir uns nur auf die Behandlung der Gonorrhöe durch Localapplication kleiner Höllensteinsalbenstückchen mittelst eines „Porte-remède". Da jedoch unterdessen der Blasenkatarrh augenscheinlich an Intensität zunahm und der Urin besonders reichlichere Massen Eiterkörperchen enthielt, während gleichzeitig die schwachsaure Reaction in eine alkalische umschlug, so verordneten wir noch grosse Dosen Salicylsäure in Pulverform. Patient nahm täglich 8 Grm. in zwei auf den Morgen und Abend vertheilten Dosen, ohne irgend einen merkbaren Erfolg.. Reaction und Sediment des Harnes wie früher, letzteres nahm im Gegentheil noch zu. Pat. litt intermediär an einem zum Nierenbecken fortgeleiteten Katarrh, auf welchen ebenfalls die interne Salicylbehandlung ohne Erfolg blieb. Daher wurde, nachdem schon mit Eintritt des Fiebers die Salbenbehandlung aufgegeben worden war, nun auch die Salicylsäure ausgesetzt und die Blase täglich zweimal in vorsichtiger Weise mit $1\frac{1}{2}$procentiger Carbolsäurelösung ausgespült, während auf die Nierengegend feuchtwarme Compressen applicirt wurden. Die Reaction des Urines wurde danach schon vom 3. Tage ab schwachsauer. Das Sediment war noch sehr reichlich, bestand wesentlich aus Eiterkörperchen, an welchen man in schönster Weise Bewegungen sehen konnte, neben einzelnen abgestossenen Epithelien. Die characteristischen Nierenepithelien waren nicht zu finden. Die Schmerzen in der Blasen- und Nierengegend waren vollständig verschwunden. Unter dem Fortgebrauch der Carbolausspülungen hatte sich auch die Gonorrhöe sehr rasch gebessert, schliesslich verloren, während der Blasenkatarrh in der beschriebenen Weise noch länger, mit gleicher Intensität fortbestand. Daher wurde eine 1 procentige Lösung von Argentum nitricum in der Quantität von etwa 5 Grm. in die Blase gespritzt, dieselbe einige Minuten in der Blase gehalten, dann sofort mit Carbollösung ausgespült. Der Effect war eclatant. Die Eitermenge des Urines nahm rapid ab und konnte Patient 8 Tage später mit klarem, sauer reagirendem Urin, der nur noch vereinzelte Eiterkörperchen enthielt, entlassen werden, nachdem er mittlerweile auch gelernt hatte, sich selber die Blase mit Carbolwasser auszuspülen. —

Neben den Argentum nitricum-Injectionen empfehlen sich in solchen Fällen gegen die hartnäckige Eiterabsonderung nach den Erfahrungen, welche wir in einem anderen analogen Falle gemacht haben, besonders auch Injectionen von 2procentiger Chlorzinklösung. Dieselbe wirkt noch etwas stärker ätzend auf die wesentlich erkrankten ulcerirten Partien ein. In dem erwähnten Falle schwand, nachdem vorher alles Mögliche versucht worden war, der letzte Rest von Eiterkörperchen erst, als neben den gewöhnlichen Ausspülungen intermediär einige Injectionen von 2procentiger Chlorzinklösung gemacht worden waren (in ähnlicher Weise, wie vorher von den Arg. nitr.-Injectionen berichtet worden ist).

Im dritten Falle litt ein 36jähriger Mann an einer Urethralfistel in der Corona glandis, entstanden nach einem phagedänischen Schanker. Dieselbe wurde von Herrn Prof. Hüter plastisch verschlossen. Zu gleicher Zeit bestand seit mehreren Jahren ein nach chronischer Gonorrhöe zurückgebliebener chronischer Blasenkatarrh. Urin trübe, neutral oder schwach alkalisch reagirend, mit einem mässigen Sediment von Eiterkörperchen, Blasenepithelien, Kugelbacterien, einzelnen „Sargdeckelkrystallen". Der Katarrh wurde erst einige Zeit nach der Operation in Angriff genommen, welche übrigens, vielleicht in Folge der deletären Einwirkung des zersetzten Urines nicht zum vollkommenen Verschluss der

Fistel geführt hatte. — Mit täglich zweimal wiederholten Ausspülungen der Blase mit 5procentiger Chlornatriumlösung erzielten wir schon nach 3tägigem Gebrauch saure Reaction des Urines. Nach weiteren 9 Tagen konnte Patient an seinem Blasenkatarrh geheilt und mit klarem Urin entlassen werden. —

C. Chronischer Blasenkatarrh bei Prostatahypertrophie.

Der chronische Blasenkatarrh bei Prostatahypertrophie beansprucht in mehrfacher Beziehung ein besonderes Interesse und erfordert auch speciell die Behandlung verschiedene individuelle Modificationen, deren wichtigste Punkte in Folgendem kurz hervorgehoben werden sollen.

Wenn es auch durch die statistischen Untersuchungen von Thompson, Messer[1]), Dittel[2]) festgestellt worden ist, dass die Prostatahypertrophie in einer ganzen Anzahl von Fällen ohne complicirende Erscheinungen von Seiten der Harnorgane bestehen kann, so ist es doch eine seit Morgagni bekannte und heute noch im vollsten Maasse gewürdigte Thatsache, dass eine der wichtigsten Complicationen der Prostatahypertrophie der chronische Blasenkatarrh ist. Genauer muss man ihn in solchen Fällen als eine nothwendige Folgeerscheinung der Prostatahypertrophie bezeichnen. Es ist begreiflich, dass solange die Anschwellung der Prostata in einer solchen Richtung und Form sich entwickelt, dass dadurch der Urinabfluss im Wesentlichen unbeschränkt bleibt, Urinbeschwerden durch dieselbe nicht varanlasst werden. Von dem Momente an aber, wo die freie Passage des Urines durch die Wucherung der Prostata irgendwie beeinträchtigt wird, müssen nothwendigerweise Stauungserscheinungen in der Harnblase entstehen, welche nach einer Reihe consecutiver Veränderungen (cf. oben die Einleitung) früher oder später zum chronischen Blasenkatarrh führen. Derselbe gesellt sich auch häufig zu jenen Fällen von Prostatahypertrophie, welche mit einer relativen Incontinenz des Urines beginnen, welche ihrerseits nach den Untersuchungen Socin's meist durch eine mechanische Ausdehnung und Verzerrung des Sphincter durch die denselben verdrängende oder auseinander drängende Wucherung der Prostata bedingt ist. Denn auch in diesen Fällen pflegt immer nur eine mangelhafte Entleerung und in Folge der Urinstagnation eine günstige

[1]) Socin l. c. pag. 52.

[2]) Dittel, Beiträge zur Lehre der Hypertrophie der Vorsteherdrüse. Med. Jahrb. XIV. 1867.

Bedingung für die Entwickelung eines chronischen Blasenkatarrhs geschaffen zu werden. Im Uebrigen sind es gewöhnlich zwei Momente, welche bei Prostatahypertrophie zur Entwicklung des Katarrhs disponiren; nämlich einmal die Verlegung des prostatischen Theiles der Harnröhre, welche derart zu Stande kommt, dass entweder Partien der Prostata in die Lichtung der Harnröhre hereinwuchern, oder dass die Harnröhre durch die hypertrophirende Prostata entweder gerade nach hinten oder auch seitlich verzogen wird (wie z. B. bei ungleichmässigen Wucherungen, ferner in manchen Fällen von vorwiegender Hypertrophie eines der seitlichen Lappen). Unter den genannten Verhältnissen braucht das Lumen der Harnröhre an Breite nichts verloren zu haben; im Gegentheil erscheint dasselbe häufig genug vergrössert: aber gleichwohl ist der Urinabfluss durch dasselbe behindert, weil die Wandungen der Harnröhre dicht aneinander liegen und sich weniger leicht ausdehnen lassen, sowie auch weil die Harnröhre Deviationen erleidet, welche das Eintreten des Urines aus der Blase in dieselbe erschweren. Daher findet man bei Prostatikern sehr regelmässig besonders die hinter der Prostata gelegenen Partien der Blase, den Blasengrund, in abnormer Weise vertieft[1]) und gegen das Rectum zu vorgebuchtet, weil in Folge der veränderten Verlaufsrichtung der Harnröhre, der Druck des Blaseninhalts nicht mehr wie normal in die Richtung der Harnröhre fällt, (welche man als „Führungslinie“ für die Richtung der austreibenden Kräfte der Blase ansehen kann), sondern hinter dieselbe gegen den Blasengrund gerichtet ist. Diese Ausbuchtung des Blasengrundes, welcher neuerdings Busch, wie schon oben erwähnt, eine eingehende Untersuchung gewidmet hat, ist das zweite Hauptmoment, welches die Prostatiker so leicht zu Blasenkatarrhen disponirt.

Es kann hier nicht meine Aufgabe sein, noch näher auf diese interessanten Beziehungen einzugehen, so wichtig sie auch für das Verständniss der verschiedenen Harnbeschwerden und -Leiden der Prostatiker sind. Hier mag das Vorbemerkte genügen, uns daran zu erinnern, dass auch bei Prostataleiden die mangelhafte Urinentleerung, die chronische Harnstauung vorwiegend, wenn nicht ausschliesslich zur Entstehung des Blasenkatarrhs Veranlassung giebt. Nicht die Prostatahypertrophie an sich ruft denselben hervor, sondern vielmehr die durch jene eingeleitete unvollkommene Harnentleerung. Gewöhnlich entwickelt sich dieselbe im

[1]) Vergleiche auch die Figuren 5 u. 6.

Verlaufe der Prostatahypertrophie ganz gradatim. Beim jedesmaligen Uriniren bleiben kleine, allmälig grössere Reste von Harn in der Blase, stagniren im Blasengrunde, zersetzen sich daselbst und erzeugen so von hier aus den hartnäckigen chronischen Blasenkatarrh, der eben wesentlich desshalb so hartnäckig erscheint, weil, wie aus der eben gegebenen Skizze ersichtlich ist, die mechanischen Bedingungen der freien Harnentleerung nicht so leicht rehabilitirt werden können.

Leider wird die Behandlung der mit der Prostatahypertrophie verknüpften Leiden noch oft genug viel zu leicht genommen. Man begnügt sich mit der resignirten Auffassung, dass es nothwendige Uebel des Alters seien. Gleichwohl wird man, wenn man sich den Causalnexus der Erscheinungen vergegenwärtigt, eingestehen müssen, dass wir mit relativ einfachen Mitteln die Beschwerden um ein Erhebliches erleichtern, ja sogar oft dauernd beseitigen können. Wir dürfen uns nicht damit begnügen, bloss in den bedrohlichen Momenten, wo wir es, wie z. B. bei der Harnretention, unbedingt müssen, thatkräftig einzugreifen, sondern wir müssen auch schon den initialen, vielleicht noch sehr mässigen Harnbeschwerden alter Leute ein eingehendes und thatkräftiges Interesse widmen, um zu rechter Zeit der Entwickelung gravirender Erscheinungen vorzubeugen.

Macht man es sich zum Princip, in allen solchen Fällen, wo uns ein Patient seine zur Zeit vielleicht noch sehr geringen Beschwerden klagt, sich über die Harnorgane womöglich durch combinirte Urethral-Rectaluntersuchung genau und sorgfältig zu orientiren, und den geringsten Blasenkatarrh mit zweckentsprechender Energie zu behandeln, so wird man nicht so leicht von den gefährlichen Consequenzen einer Prostatahypertrophie überrascht werden. Man muss nur daran denken, dass gerade ein bestehender Blasenkatarrh die Beschwerden und Gefahren des Leidens steigert. Besonders leicht disponirt derselbe zum Eintreten plötzlicher acuter Harnverhaltung. Es entwickeln sich eben bei einem bestehenden Blasenkatarrh sehr leicht acute Schwellungen der Harnröhrenschleimhaut in der Pars prostatica, sowie solche der hypertrophischen Prostata selber, welche um so eher die Passage für den Urin ganz verschliessen, je mehr die Harnröhre ohnehin Abänderungen in Form und Verlaufsrichtung durch die chronische Hypertrophie der Prostata erfahren hat.

Diese Thatsache fanden wir auch bei unseren Patienten mehrfach bestätigt. Beispielsweise recht charakteristisch in folgendem Falle: Ein 64jähriger Schumacher, der am **14.** August **1875** aufgenommen wurde, litt seit langer Zeit an Uregelmässigkeiten der Harnentleerung. Bei dem etwas decrepiden Mann findet sich eine gleichmässige Prostatavergrösserung mit Verziehung der Harnröhre nach hinten. Es wird ein gelber, trüber, alkalisch reagirender Harn entleert, aus welchem beim Stehen ein mörtelartiges Sediment aus phosphorsaurer Ammoniak-Magnesia, Blasenepithelien, wenigen Eiterkörperchen und Massen Bakterien niederfällt. Demnach bestand ein chronischer Blasenkatarrh ersten Grades (Dittel). Beiläufig bemerkt sei, dass auch dieser Patient anfänglich 8—10 Gramm Salicylsäure in Pulverform, ohne merkbare Aenderung der Erscheinungen nahm. Nebenbei wurden und nach etwa 8 Tagen ausschliesslich zweimal täglich Ausspülungen der Blase mit 1procentiger Carbolsäurelösung gemacht, wonach sich die Erscheinungen besserten. Intermediär trat plötzlich eine acute entzündliche Schwellung der Prostata mit Urinretention ein, welche jedoch unter vorsichtigem, täglich viermal wiederholtem Katheterismus und unter dem Gebrauch von warmen Sitzbädern rasch beseitigt wurde. Der Katarrh verlor sich hierauf in auffallend rascher Weise, so dass Pat. am **24.** Sept. geheilt entlassen werden konnte. Auch er hatte sich selber katheterisiren gelernt. —

Aber auch die unvollkommene Harnentleerung ebenso wie deren consecutive Folgeerscheinungen in den Nieren erfahren durch einen bestehenden chronischen Blasenkatarrh eine dauernde Steigerung. Sind hiermit noch keineswegs alle üblen Folgeerscheinungen erschöpft, so geht doch meines Erachtens schon daraus zur Genüge hervor, wie dringlich gerade dei Prostatahypertrophie die Behandlung des chronischen Blasenkatarrhs ist. —

Dass in dieser Beziehung die Localbehandlung Vortreffliches leistet, ergiebt sich auch aus unseren Fällen. Schon der einfache Katheterismus nützt, noch mehr die Ausspülung der Blase mit desinficirenden Mitteln, eben weil damit den schon in der Einleitung hervorgehobenen cardinalen Indicationen genügt wird. Kann man hier freilich nicht erwarten, dass der Patient mit der einmaligen Beseitigung des Blasenkatarrhs vor jeder Wiederkehr desselben geschützt ist, so ist es schon immerhin ein erheblicher Gewinn, den Patienten für längere Zeit von seinen Beschwerden zu befreien. Lehrt man ihn überdies sich selber katheterisiren, und event. bei jeder etwa wieder auftretenden Trübung des Urines sich die Blase ausspülen, so kann man solche Patienten Jahre lang in relativ gutem Wohlbefinden erhalten. Die Patienten wissen es in der Regel gar nicht genug zu rühmen, wie behaglich sie sich trotz dieser dauernden, anscheinend sehr lästigen Nachbehandlung befinden, welche wir einem jeden von ihnen anempfehlen.

Eine besondere Berücksichtigung verdient sowohl wegen ihres häufigen Eintretens bei Prostatahypertrophie, wie wegen ihrer vitalen Bedeutung die Harnretention, über deren Entstehung ich schon oben mich ausgelassen habe. Wenn uns eine solche zur Behandlung kommt, so werden wir natürlich in jedem Fall zuerst den Katheterismus versuchen. Sehr oft wird derselbe anstandslos gelingen. Zum Katheterismus kann man nach Socin's Empfehlung die weichen Nelaton'schen Katheter aus vulcanisirtem Kautschuk nehmen, mit welchen allerdings kaum Schaden angerichtet werden kann. Diese flexiblen Katheter suchen sich den Weg selber auch in schwierigen Fällen, und ist es daher besonders dem weniger geübten Arzte, — aber auch bei etwa vorhandenen falschen Wegen —, zu empfehlen, mit ihnen den Anfang zu machen. Will man sich aber gleichzeitig über die localen Verhältnisse genau unterrichten, so sind die starren Katheter zu wählen, entweder metallene von verschiedener Krümmung, oder elastische mit dicken Drahtmandrins, denen man die zweckentsprechende Krümmung giebt. Nur bei den starren Kathetern ist man, wie Dittel sehr richtig bemerkt, in der That „Herr seines Instrumentes". Dabei ist vorzüglich darauf Rücksicht zu nehmen, dass durch die Prostatahypertrophie, wie schon bemerkt und auch aus den schematischen Figuren 5 und 6 ersichtlich ist, die Harnröhre ebenfalls oft sehr erhebliche Deviationen, besonders häufig eine starke Krümmung convex nach rückwärts und zugleich eine Verlängerung im prostatischen Theile erleidet, welche wesentlich durch die Entwickelung des mittleren Lappens bedingt ist. In solchen Fällen eignen sich sehr gut Katheter mit kurzer jäher Krümmung, wie der Mercier'sche. Mit demselben lässt sich der durch den mittleren Lappen gebildete klappenartige Vorsprung leicht zurückdrängen und so der Verschluss der Blasenmündung der Urethra lüften. — In manchen Fällen erweisen sich dagegen starke Katheter mit längerer und zugleich flacher Krümmung sehr zweck-

Fig. 5 [1]).

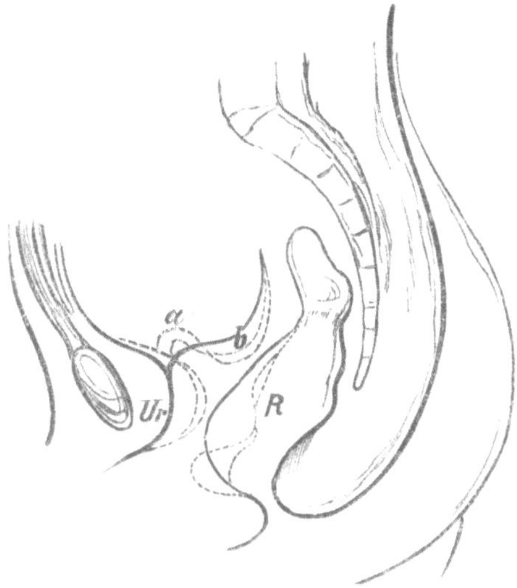

Fig. 6 [1]).

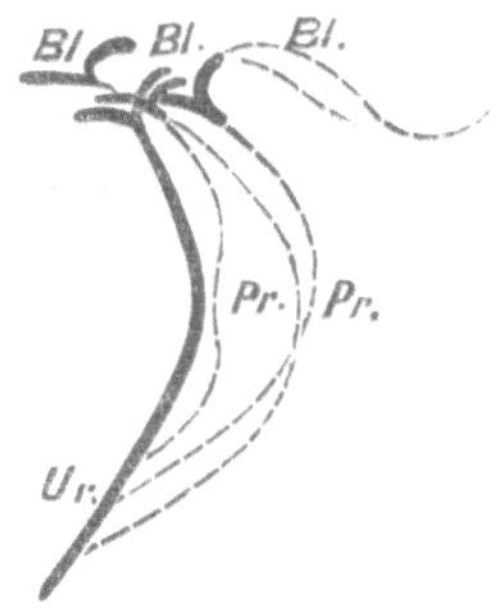

mässig, eine Form, welche auch von den besten englischen Autoren bevorzugt wird. Einen ähnlichen bildet Dittel ab (l. c. Fig. 18). Ueberhaupt wird man, wenn man mehrere Fälle von Prostatahypertrophie vor sich hat, finden, dass keineswegs derselbe Katheter, wie man es früher — und zum Theil auch jetzt noch — vom Mercier'schen annahm, für alle Fälle passt. Man muss vielmehr jeden einzelnen Fall einer Voruntersuchung unterziehen. Vortheilhaft und in manchen Fällen geradezu unerlässlich ist auch hier die vorgängige combinirte Urethro-Rectaluntersuchung. Durch dieselbe vermögen wir uns oft genug derart über die localen Verhältnisse zu orientiren, dass es auch in anscheinend schweren Fällen glückt, in die Blase zu gelangen. Man kann durch dieselbe erkennen, nach welcher Richtung die Prostata vorzugsweise hypertrophirt erscheint, ob vorwiegend ein Lappen oder beide vergrössert sind. Wir gewinnen so am besten sowohl über den Grad, wie über die Richtung der Harnröhrenverziehung im prostatischen Theile klare Vorstellungen und sind dann verhältnissmässig leicht im

[1]) Schematische Darstellung der Deviationen der Harnröhre durch verschiedene Formen von Prostatahypertrophie. Die ausgezogene Linie deutet das normale Verhalten an, die punctirten die Abweichungen.

Stande, dem Katheter die rechte Führung oder eine solche Krümmung zu geben, so dass er ohne Widerstand in die Blase dringt. Besonders empfehlenswerth erscheint mir diese Untersuchungsmethode endlich noch beim Bestehen von falschen Wegen, indem sie uns nicht nur die Entdeckung derselben erleichtert, sondern weil sie auch ermöglicht, dieselben beim Vordringen nach der Blase zu vermeiden. —

Gelingt der Katheterismus bei den ersten Versuchen noch nicht und hat vielleicht die Retention noch nicht zu lange angedauert, so kann man erst noch ein Darmrohr geben oder ein warmes Sitzbad nehmen lassen. Dadurch kann augenscheinlich in manchen Fällen auf etwaige acute Anschwellungen der Harnröhrenschleimhaut und der Prostata eingewirkt werden, so dass ein zweiter Versuch des Katheterismus nun das vorliegende Hinderniss ohne Schwierigkeit oder doch leichter überwindet. —

In mehreren Fällen reüssirten wir mit dem Katheterismus, trotzdem die Schwierigkeiten oft recht erheblich waren, wie z. B. im folgenden Falle:

Ein 76 jähriger, für sein Alter noch relativ kräftiger Mann J. K. wurde am 2. December 1875 aufgenommen. Er hatte schon vor 6 Jahren einmal an Harnretention gelitten, welche damals rasch durch den Katheterismus beseitigt worden war. Danach blieb er frei von Harnbeschwerden bis vor drei Tagen. Da trat wieder plötzlich Harnverhaltung ein, deren Beschwerden rasch bis zu einer kaum erträglichen Höhe anstiegen. Pat. hatte zunächst selber versucht, sich mittelst eines Katheters den Urin abzulassen und sich dabei einen falschen Weg gebohrt. Der nun erst herbeigerufene Arzt war ebenfalls ausser Stande, einen Katheter in die Blase zu führen, da er sich immer wieder in den vom Patienten gebohrten falschen Weg verirrte. Deshalb wurde Patient am 2. December Abends in unsere Klinik gebracht. Patient war sehr aufgeregt, klagte über starke Schmerzen in der Harnröhre und Blase. Die Blase ragte stark handbreit, prall gefüllt über der Symphyse in die Höhe. Bei combinirter Urethral- und Rectaluntersuchung fand ich die Prostata in ihrem linken Lappen stark vergrössert, wodurch die Harnröhre etwas seitlich und nach hinten verzogen wurde. Die Harnröhre war an zwei Stellen von falschen Wegen durchbohrt; einer lief von der vorderen (!) Wand der Harnröhre schräg hinter der Symphyse nach aufwärts, der zweite hatte die hintere Wand in der Pars bulbosa durchdrungen. Nachdem ich hierüber orientirt war, gelang es mir beim vierten oder fünften Ansatze, einen „platten", etwas flach gebogenen starken Katheter (No. 12), ohne dass ein Tropfen Blut floss, in die Harnröhre zu führen. Es entleerten sich zwei unserer grossen Uringläser (etwa 2000 Gramm) voll dunklen, zersetzt riechenden, stark sedimentirenden Urines. (Eiterkörperchen, Schleimhautepithelien, Sargdeckelcrystalle, Bacterien.) Die Behandlung bestand in viermal täglich wiederholtem Katheterismus und zweimaliger Ausspülung mit 1 procentiger Carbollösung. Daneben warme Sitzbäder. Der Katheterismus bot übrigens anfänglich immer wieder dieselben Schwierigkeiten, welche die falschen Wege beim ersten Male veranlasst hatten. Der Katarrh wurde rasch beseitigt. Pat. vermochte schon nach einer Woche wieder spontan Urin zu lassen und wurde am 28. December vom Katarrh befreit und mit der Anleitung zur Selbstausspülung der Blase entlassen. —

Sind die Retentionserscheinungen dagegen sehr beträchtlich, ist es besonders unmöglich, vorhandene falsche Wege zu umgehen, so bleibt nichts andres übrig, als den Blasenstich zu machen. Diese kleine Operation hat man von verschiedenen Seiten zu discreditiren gesucht, meines Erachtens aber sehr mit Unrecht. Man meint, dass leicht Harninfiltration oder gar Peritonitis danach entstehen könne. Gleichwohl sprechen die darüber angestellten statistischen Untersuchungen keineswegs dafür. Nebenverletzungen und speciell die Verletzung des Bauchfells wird man überdies um so sichrer vermeiden, je mehr man sich an das Verfahren hält, welches hier gebräuchlich ist. Ich theile im Folgenden einen solchen Fall mit.

J. L., ein 66jähriger Arbeiter, war früher immer gesund; seit zwei Jahren aber litt er an Harnbeschwerden. Zeitweise mangelhafte Entleerung, Gefühl von Fülle im Leib, Schmerzen in der Blasengegend. Er hatte sich bei solchen Gelegenheiten auch einige Male selber katheterisirt. Dann bestand, abgesehen von etwas langwierigem Abflusse des Urins, wieder relativ gutes Befinden. Vier Tage vor seiner Aufnahme hatten sich plötzlich, — ohne nachweisbare Ursache, die Harnbeschwerden erheblich gesteigert. Er vermochte spontan gar keinen Urin zu entleeren. Der Versuch des Katheterismus misslang. Deshalb wurde er am 25. Oct. 1875 nach unserer Klinik dirigirt. Wir fanden bei dem ziemlich kräftig gebauten, etwas blass aussehenden Mann eine vollkommene Harnretention. Die Blase war sehr beträchtlich ausgedehnt, prall gespannt über der Symphyse zu fühlen. Da die Versuche, ihn zu katheterisiren, ebenfalls misslangen, so wurde in Anbetracht der Dringlichkeit der Erscheinungen sofort zur Punction der Blase geschritten. Herr Prof. Hüter machte, wie er es gewöhnlich zu thun pflegt, in der Mittellinie dicht über der Symphyse zunächst eine Incision durch die Haut und das subcutane Fett[1]) — eine Voroperation, welche sich besonders bei sehr fetten, ödematösen Bauchdecken zur Erleichterung und grösseren Sicherheit der nachfolgenden Punction empfiehlt —, stach sodann den gebogenen Dechamp'schen Troicart durch diese Incisionsöffnung in der Mittellinie in die Blase. Sofort nach der Entfernung des Stilets stürzte, während die Canüle nach dem Blasengrunde vorgeschoben wurde, ein trüber, dunkler, stark zersetzt riechender Urin in der Quantität von über 2000 Grm. hervor. Unmittelbar danach wurde die Blase mittelst einer 200 Grm. fassenden Neusilberspritze durch die Blasencanüle mit 1,5procentiger Carbolsäurelösung ausgespült. Die Canüle wurde mit Heftpflasterstreifen an den Bauchdecken befestigt, die kleine Wunde mit feuchter Carbolwatte bedeckt, die Canülenöffnung mit einem Pfropfen verschlossen. In den ersten Tagen wurde 5—6mal, dann 4mal täglich der Urin durch die Blasencanüle abgelassen und die Blase in der beschriebenen Weise ausgespült. Der Urin, welcher vorher sehr stark alkalisch reagirte, und ein dickes Sediment von Eiterkörperchen, abgestossenen Blasenepithelien, von Krystallen der phosphorsauren Ammoniak-Magnesia und des harnsauren Ammoniaks, sowie Bakterien enthielt, war schon nach 4 Tagen klarer geworden und reagirte schwach sauer. In der Folge verloren sich die Phosphatkrystalle vollständig, doch blieb immer noch relativ viel eitriges Sediment, welches regelmässig zunahm, wenn der Katheterismus versucht worden war. Derselbe war zum ersten Male am 5. Tage nach der Operation vorgenommen worden, gelang jedoch erst beim dritten Versuche. Gleichwohl blieb die Canüle noch einige Tage und wurde erst etwa am 10. Tage definitiv entfernt, da nunmehr der Katheterismus relativ leicht auszuführen war. Patient hatte eine sehr beträchtliche Hypertrophie der Prostata mit ziemlich erheblicher Verziehung der Harnröhre nach hinten und starker Krümmung im prostatischen Theile. — Die Ausspülungen wurden nunmehr durch den Katheter 3mal, später 2mal täg-

[1]) Cf. Fig. 2. P. V. = Punctio vesicae.

lich wiederholt, während der Urin etwa 4—5mal täglich abgelassen werden musste. Einmal täglich nahm Pat. ein warmes Sitzbad, wonach sich die entzündliche Schwellung der Harnröhre im häutigen und prostatischen Theile, welche selbst bei der leichtesten und subtilsten Führung das Katheters hin und wieder zu kleinen Blutungen Veranlassung gab, sehr rasch vollständig verlor. Dieser Effect (der Abschwellung) war besonders unmittelbar nach jedem Sitzbade auffallend. — Erst etwa 3 Wochen nach der Punction konnte Pat. hin und wieder spontan Urin lassen. Später lernte er sich selber katheterisiren. Die kleine Wunde über der Symphyse war geheilt, der Blasenkatarrh schon Ende November vollständig gehoben. Pat. wurde Anfang December entlassen. —

Man hat den Blasenstich durch die äussere Urethrotomie ersetzen wollen, wie z. B. Heinecke. Das kann jedoch hier kaum zweckentsprechend sein. Wenn dies bei durch Stricturen bedingter Harnretention berechtigt und mit Ausnahme der oben erwähnten Fälle vollkommen indicirt erscheint, so liegen doch bei der Harnverhaltung der Prostatiker die Verhältnisse ganz anders und in der Regel keineswegs derart, dass man an eine Urethrotomie denken könnte. Fordert es hier schon die grosse Dringlichkeit der Entleerung der Blase, diejenige Operation zu wählen, welche am raschesten zum Ziele führt, so liegt ja bei Prostatahypertrophie das zu beseitigende Hinderniss für die Harnentleerung in dem, dem sogenannten Blasenhals benachbarten Theile der Prostata, meistens in der abnormen Entwicklung eines dritten Lappens. Man würde also dann nicht den Harnröhrenschnitt, sondern den Prostata-Blasenschnitt machen müssen, um den Urin freizulassen — also eine Art Steinschnittoperation —, eine Operation, welche abgesehen davon, dass sie eine exacte Assistenz und unter Umständen relativ lange Zeit zur Ausführung beansprucht, denn doch wohl, zumal in Anbetracht des Alters der Patienten, zu gefährlich ist, um sie zur Erfüllung einer so relativ einfachen Indication, wie die Entleerung der Blase, gerechtfertigt erscheinen zu lassen. Derselben genügt in bester, raschester und mildester Weise der Blasenstich, welchen ich in diesem Falle auch nicht sehr zweckentsprechend durch das Aspirationsverfahren ersetzt finde, welches Socin wieder in Vorschlag bringt. Denn letzteres macht es uns nicht möglich, auf den in der Regel zugleich vorhandenen Blasenkatarrh einzuwirken, wie wir es durch die Punctionscanüle können. Das Aspirationsverfahren müsste übrigens in manchen Fällen täglich mehre

Male, und das oft mehrere Tage hindurch wiederholt werden, was doch wohl weit misslicher und lästiger, überdies auch keineswegs etwa ungefährlicher ist. — Daher darf man meines Erachtens den Blasenstich hier als vollkommen indicirt aus guter Ueberzeugung empfehlen. Er ist leicht ohne jegliche Assistenz auszuführen, schafft rasch und dauernd Hülfe, ermöglicht eine sorgfältige Behandlung des Katarrhs und wird selbst von den ältesten Leuten gut vertragen. Hier präsentirt sich noch von Zeit zu Zeit ein neunzigjähriger Greis im besten Wohlbefinden, an dem Herr Prof. Hüter vor zwei Jahren den Blasenstich ausgeführt hat. Die Wunde heilte bei ihm ohne Zwischenfälle, sein Katarrh ist beseitigt, die Blase wird jedoch immer noch mit dem Katheter entleert und zeitweise ausgespült. —

Was man mit einer geeigneten Localbehandlung selbst unter äusserst schwierigen Verhältnissen leisten kann, beweist ein Fall von Zottenkrebs der Blase, bei welchem es gelang, durch sorgfältige Ausspülung der Blase die jauchige Zersetzung zu beseitigen und dadurch die Leiden des Patienten erheblich erträglicher zu machen. — Bei dem betreffenden Patienten, einem 73jährigen Manne, welcher seit zwei Jahren an Harnbeschwerden, besonders an heftigem, schmerzhaftem Urindrang litt, und in den letzten Wochen häufig Blut durch den Urin verlor, fand sich eine beträchtliche Hypertrophie der Prostata. Die Prostata drängte in Form einer apfelgrossen Geschwulst die vordere Rectalwand nach hinten vor. Beim Einführen des Katheters in die Blase macht es den Eindruck, als setze sich die Anschwellung noch weit in das Lumen der Blase fort. Die Blase enthält nur etwa 100—120 Grm. Urin. Derselbe ist dunkelbraunroth, mit Blut vermischt, dick, trübe und verbreitet einen aashaften Geruch. Er enthält Massen Eiterkörperchen, Stücken Granulationsgewebes, Bacterien, vereinzelte Blasenepithelien, viele rothe Blutkörperchen und Sargdeckelkrystalle. Er reagirt stark alkalisch. Patient litt an fortwährendem Urindrang; gleichwohl enthielt die Blase stets nur wenige Esslöffel voll Urin. Er musste alle viertel bis halbe Stunden Urin lassen. Auch dieser spontan entleerte Urin war stets innig gemengt mit Blut. Pat. erhielt täglich zweimal Ausspülungen mit einer Lösung von übermangansaurem Kali, nahm ausserdem zweimal täglich ein warmes Sitzbad. Abends erhielt er eine Morphiuminjection gegen die Schmerzen. Später wurden eine Zeitlang täglich subcutane Ergotineinspritzungen und öfters intermediäre Injectionen von zweiprocentiger Chlorzinklösung in die Blase gemacht. Hiernach sistirten die Blutungen, verlor sich der widerliche Geruch, auch besserte sich die Beschaffenheit des Urines, und hob sich das Allgemeinbefinden. Doch nahm die am Blaseneingang gefühlte Anschwellung an Grösse zu. Es waren deutlich wulstige Massen in der Blase zu fühlen, zwischen welchen sich der Katheter durchdrängen musste. Ueber der Symphyse war eine halbkuglige Dämpfung nachweisbar und liess sich daselbst die Blase als derb elastischer Tumor palpiren, der auch nach der Entleerung bestehen blieb. Aus abgehenden Geschwulstbröckeln liess sich die Diagnose definitiv auf Zottenkrebs stellen. Patient wurde, da an eine operative Beseitigung des Tumors sowohl aus localen wie allgemeinen Gründen nicht gedacht werden konnte, auf seinem Wunsch entlassen.

Es ist augenscheinlich, dass unter diesen und analogen Verhältnissen der Katarrh die Blutungen befördert, wie umgekehrt das in die Blase ergossene Blut die Zersetzung des Urines und den Blasenkatarrh steigert. Spült man daher die Blase aus, und lässt der Ausspülung etwa adstringirende oder desinficirende Injectionen folgen, so wird man erheblich nützen können. Ob man auch den subcutanen Ergotininjectionen einen Einfluss auf die Stillung resp. Verringerung der Blutungen beimessen darf, ist fraglich, doch immerhin gestattet. Auf die Entwickelung der Geschwulstmassen hatten sie, wie vorauszusehen, gar keinen Einfluss; aber ebensowenig auf die Verringerung der Prostatahypertrophie. — Es fragt sich, ob es nicht in solchen Fällen gerechtfertigt ist, die Drainage der Blase in der oben angegebenen Weise zu versuchen. Man würde damit die Blase jedenfalls dauernd rein erhalten können und überdies zu gleicher Zeit für einen regelmässigen freien Abfluss des Urines sorgen können, was unter den betreffenden Umständen sicher nicht gering anzuschlagen ist. Denn augenscheinlich geht ein Theil dieser Patienten an Septicämie und chronischer Urämie zu Grunde. —

D. Chronischer Blasenkatarrh bei Blasenlähmung.

Der chronische Blasenkatarrh bei Blasenlähmung wird noch vielfach für unheilbar gehalten. Doch ist er auch hier ebenso wie unter anderen Umständen der Localbehandlung zugänglich; ja man kann dreist behaupten, dass er überhaupt auf keine andere Weise mit Erfolg behandelt werden kann. —

Blasenlähmung ist eine sehr häufige Erkrankung. Sie mag dem „inneren" Mediciner noch öfter vorkommen wie dem Chirurgen. So beobachtet man sie nach schwächenden und erschöpfenden, acuten und chronischen Allgemeinerkrankungen, wie Typhus, Diabetes, Syphilis, Alkoholismus etc., bei senilem Marasmus, ferner bei Erkrankungen des Gehirns und Rückenmarkes und so fort. Dem Chirurgen kommt sie besonders bei den localen Erkrankungen der Harnröhre und Blase, sowie bei den Verletzungen der nervösen Centralorgane, vorzüglich des Rückenmarkes, zur Beobachtung.

Aus örtlichen Ursachen entsteht die Blasenlähmung in Folge chronischer Harnstauung. Bei allen Krankheitsprocessen welche, wie z. B. lange dauernde Stricturen, Prostatahypertrophie mit einer andauernden unvollkommenen Entleerung, resp. mit einer constanten mehr weniger beträchtlichen Füllung der Blase verbunden sind, stellt sich, wie ich schon in der Einleitung andeutete, früher oder später eine Parese der Blasenmusculatur ein, welche in vollständige Lähmung übergehen kann. Die Ursache derselben ist wohl wesentlich in der oft wiederholten oder dauernden Spannung und Ausdehnung der Blasenmusculatur über ihre Elasticitätsgrenze hinaus zu suchen. Anfänglich und besonders bei jüngeren Individuen kann der Lähmung eine Hypertrophie der Musculatur vorausgehen, welche in manchen Fällen sogar sehr erheblich ist, wie z. B. in einem, den ich weiter unten mittheilen werde. Sehr häufig beobachtet man aber auch da späterhin eine auf Lähmung beruhende Functionsinsufficienz. Man kann die Blasenlähmung bei den Stricturenpatienten und Prostatikern an der Energielosigkeit erkennen, welche die Blase den Injectionen gegenüber zeigt. In solchen Fällen entleert sich die vorher durch Spülflüssigkeiten angefüllte Blase nicht einmal durch den Katheter vollkommen, behält vielmehr oft den grössten Theil zurück, und muss man erst einen Druck auf die Bauchdecken ausüben, um die Flüssigkeit auszutreiben. — Von diesen Fällen will ich hier nicht weiter reden, da die Behandlung nichts anderes verlangt als die Beseitigung der veranlassenden Momente, welche schon im Vorstehenden besprochen wurde.

Hier interessiren uns dagegen die Fälle von Blasenlähmung, welche das Resultat einer gestörten, resp. vollständig unterbrochenen Innervation sind. Dieselben werden bekanntlich bei einer ganzen Anzahl von Erkrankungen der nervösen Centralorgane beobachtet; und sind dahin vielleicht auch die bei den oben genannten Allgemeinerkrankungen auftretenden Formen zu rechnen. Dem Chirurgen kommen sie besonders bei den Erkrankungen und Verletzungen im Bereiche der Wirbelsäule vor, unter Umständen, wo das Rückenmark comprimirt oder verletzt worden ist. Abgesehen vom rascheren oder langsameren Eintreten der Lähmung sind die Erscheinungen bei allen Fällen dieselben, insofern nämlich, als sich an die unvollkommene Entleerung des Harnes, welche aus der Lähmung resultirt, früher oder später ein chronischer Blasenkatarrh anschliesst. Derselbe muss nothwendigerweise die Beschwerden und Gefahren der Lähmung steigern und schon aus diesem Grunde zur Beseitigung dringend auffordern.

Zu diesem Zwecke eignet sich, wie schon bemerkt, die Localbehandlung am besten, was unter anderen durch folgenden Fall, der auch sonst interessant ist, schlagend demonstrirt wird.

W. H., 29 Jahre alt, Zimmermann, wird am 30. April 1874 aufgenommen. Patient hatte sich bei einem Hausbau eine Fractur der Lendenwirbelsäule zugezogen. Augenscheinlich war zugleich das Rückenmark an der Fracturstelle (1. und 2. Lendenwirbel) gequetscht worden. Denn es bestand eine vollständige Paraplegie der unteren Extremitäten mit bis zum Becken reichender Sensibilitätslähmung, zugleich eine vollständige Lähmung der Blase. Er musste täglich mehrmals katheterisirt werden und lernte das bald selber. Nachdem anfänglich sein Leben wiederholt durch eine Spinalmeningitis, einen grossen Decubitus am Kreuzbein etc. auf das Ernstlichste bedroht gewesen war, gelang es schliesslich doch, ihn mit dem Leben davon zu bringen. Seine Fractur war mit einer beträchtlichen spitzwinkligen Kyphose geheilt. Die Paraplegie der unteren Extremitäten und der Blase war permanent geblieben. Patient befand sich leidlich wohl, litt nur zeitweise an den Exacerbationen einer Spinalmeningitis, resp. -Myelitis. Wie dieselben von Herrn Prof. Hüter jedesmal erfolgreich durch Carbolinjectionen gegen die Wirbelbögen bekämpft wurden, wird an einer anderen Stelle ausführlicher mitgetheilt werden. Im Jahre 1875 stellte sich unter dieser Behandlung, welche monatelang consequent durchgeführt wurde, eine geringe Beweglichkeit in den Flexoren der Schenkel ein, auch kehrte die Sensibilität in leidlichem Grade zurück. Die Blasenlähmung dagegen war in keiner Weise geändert. Es war ein intensiver Blasenkatarrh hinzugetreten, gegen welchen täglich zweimal Carbolausspülungen angewendet wurden. Dieselben vermochten jedoch niemals die stark alkalische

Reaction des Urines vollkommen zu beseitigen. Da zugleich mit dem Urin immer Harngries entleert wurde, Patient auch zeitweise an nephropyelitischen Erscheinungen litt, so vermuthete ich, dass sich ein Blasenstein entwickelt haben möchte und konnte denn auch bei einer Ende September 1875 vorgenommenen Untersuchung der Blase mit einem Metallkatheter einen grosen Stein neben mehreren kleineren constatiren. Herr Professor Hüter entschloss sich in Anbetracht der obwaltenden Verhältnisse zur Entfernung der Steine durch die Lithotripsie. Der erste Versuch zur Steinzertrümmerung wurde am 31. October vorgenommen. Mit einem dem Heurteloup'schen Instrumente nachgebildeten Lithotriptor ging Herr Professor Hüter in die Blase und vermochte ein Stück vom grössten Steine abzusprengen und dieses zu zerkleinern. Bei der nachfolgenden Ausspülung entleerten sich eine Menge Bröckel, welche vorwiegend aus phosphorsaurem Kalk und phosphorsaurer Ammoniak-Magnesia bestanden. Da Patient diese Eingriffe ohne jegliche Reaction überstand, so wurde in der Folge die Lithotripsie alle paar Tage wiederholt und gelang es so bis Mitte Februar 1876 die Steine zum grössten Theile in Trümmern ohne Zwischenfall zu entfernen. Da erst als die letzten Stücken zerquetscht wurden, entstand wahrscheinlich in Folge einer Verletzung der Blasenschleimhaut eine Diphtheritis der Blase unter hohem Fieber. Hiergegen wurden täglich 8 Grm. Salicylsäure ohne irgend welchen merklichen Erfolg gegeben. Erst als energische Ausspülungen mit stärkeren Carbolsäurelösungen gemacht wurden, liessen die Erscheinungen unter der Entleerung von weissen incrustirten Schleimhautbelagen nach. In der Folge gingen die letzten Concremente mit dem Urin und der Spülflüssigkeit ab. Doch blieb ein sehr starker chronischer Blasenkatarrh mit reichlicher Eiterabsonderung zurück. Besonders wegen letzterer wurden hin und wieder mit den Carbolausspülungen Injectionen von 1 procentiger Argentum nitricum-Lösung verbunden, wonach stets eine, aber meist rasch wieder vorübergehende Besserung beobachtet wurde. Hin und wieder gesellten sich auch nephropyelitische Erscheinungen hinzu, welche jedoch in der Regel nur von kurzer Dauer waren. Vom April ab erholte sich Patient wieder allmälig. Die Reaction blieb jedoch dieselbe, nur dass sie zuweilen schwächer alkalisch, auch wohl neutral wurde. Nun versuchten wir 5 procentige Chlornatriumausspülungen und hatten schon am zweiten Tage die Freude, dass der Urin klarer und zugleich sauer reagirend entleert wurde. Von da ab verringerte sich auch das Eitersediment, der Urin wurde schliesslich vollkommen klar. Patient konnte im besten Wohlbefinden mit blühendem Aussehen im Juli in seine Heimath entlassen werden. Seine Lähmungen sind freilich noch dieselben geblieben, aber durch die Beseitigung der Steinbeschwerden und des hartnäckigen Katarrhs wird dem Patienten das Leben sicher um ein Erhebliches erträglicher werden.

Der vorstehende Fall ist in mehrfacher Beziehung hochinteressant. Zunächst widerlegt er auf das Schlagendste die ursprünglich von Jaeger vertretene und noch immer von mancher Seite, z. B. von Charcot, aufrecht erhaltene Ansicht, dass die alkalische Reaction des Harnes und der Blasenkatarrh bei derartigen traumatischen Rückenmarksverletzungen direct abgängig sei von der Läsion supponirter trophischer Nerven. Aus unserer Beobachtung geht klar hervor, dass es unzweifelhaft richtiger ist, diese Erscheinungen ebenso in diesem wie in analogen Fällen von Innervationsparalyse einfach auf die mechanischen Bedingungen zu beziehen, welchen sie in Wahrheit ausschliesslich ihre Entstehung verdanken. In Folge der traumatischen Rückenmarksläsion entsteht — wie gleichermaassen in analogen Fällen — zunächst eine Lähmung der motorischen wie sensiblen Nerven der Blase, aus welcher eine unvollkommene Entleerung der letzteren resultirt. Die Harnstauung — welche hier bekanntlich sehr häufig neben Incontinenz besteht — führt sehr bald zur alkalischen Zersetzung des Urins und weiterhin zum Blasenkatarrh. Auf letzteren mag allerdings die durch die Lähmung geschaffene grössere Hinfälligkeit der Gewebe etwas steigernd einwirken. Wesentlich bedingend ist und bleibt für ihn das in der mangelhaften Entleerung gegebene mechanische Moment mit seinen unmittelbaren Consequenzen.

Diese Auffassung entspricht meiner Ueberzeugung nach für alle analogen Fälle dem wahren Causalverhältnisse zwischen Blasenkatarrh und Lähmung des Innervationsapparates der Blase. Ich habe sie in allen anderen Innervationslähmungen bestätigen können, welche ich sonst noch beobachtete. Und bei einigen anderen Rückenmarksverletzungen, welche wir zu behandeln hatten, habe ich niemals trotz bestehender Blasenlähmung, eine alkalische Zersetzung des Urines von Anbeginn bemerkt. In einem Falle von Halsmarkverletzung mit Blasenlähmung und hochheraufgehender Paraplegie, welcher noch 7 Wochen nach der Verletzung lebte, habe ich bis zum Tode durch täglich mehrmals wiederholten Katheterismus und intercurrente prophylactische Ausspülungen die alkalischn Zersetzung vollkommen hintenanhalten können. Hier war, trotzdem auffallende Läsionen der vasomotorischen Nerven nachzuweisen waren (abnorm hohe Temperaturen der unteren Körperhälfte, starke Hyperämie derselben, zuweilen blutig gefärbte Stühle etc.), die Reaction des Urines stets dieselbe.

Sicher tritt besonders unter solchen abnormen Verhältnissen der vasomotorischen Apparate ungemein leicht eine Zersetzung des Urines ein, aber sie ist, wie ich das auch von Leyden in seiner „Klinik der Rückenmarkskrankheiten" bestätigt sehe, bislang wenigtens noch nicht als nothwendige Folge derselben beobachtet worden. — Demnach kann ich auch nicht die Meinung von der Unheilbarkeit des Blasenkatarrhs bei Rückenmarksläsionen theilen. Derselbe lässt sich im Gegentheil mit einiger Ausdauer durch die hier in erster Linie indicirten, oben angegebenen mechanischen Mittel, durch methodische Entleerungen und consequente Ausspülungen der Blase recht gut beseitigen.

Die Behandlung muss man am besten sofort nach der Verletzung eintreten lassen, wenn nach einer solchen eine Blasenlähmung constatirt wird, worauf man in analogen Fällen ohnehin sofort fahnden muss. — Auf diese Weise mag es gelingen, den Eintritt der alkalischen Zersetzung des Urines und dem Blasenkatarrh vollkommen vorzubeugen. Der Gewinn aber welcher daraus dem Patienten erwächst, ist um so weniger gering zu achten, als es notorisch fest steht, dass ein grosser Theil dieser Patienten an den üblen Consequenzen der Blasenlähmung resp. des Blasenkatarrhs (Blasenulcerationen, Blasendiphtheritis, Nephropyelitis, Urämie etc.) zu Grunde geht. Durch eine energische und einsichtige Behandlung der Blasenbeschwerden im oben angegebenen Sinne wird demnach mancher Patient gerettet werden können. — Jedenfalls wird mit der Beseitigung des Blasenkatarrhs und der Harnstauung das Leben der Patienten erheblich erträglicher gemacht werden können. —

Ein besonderes Interesse knüpft sich in unserem obigen Falle noch an die Lithotripsie, welche wohl kaum schon einmal bei einem Paraplegischen, und noch dazu mit solchem Erfolg ausgeführt sein möchte. — Die Steinbildung war hier unzweifelhaft nicht die Ursache, sondern Folge und Resultat des Katarrhs. — Zur Besprechung des Katarrhs bei Steinbildung giebt der Fall demnach keine Veranlassung. Nur will ich hier gelegentlich desselben bemerken, dass auch bei Blasensteinen die

Chancen für jedwelche Operation zur Entfernung derselben durch eine exacte Localbehandlung des Blasenkatarrhs in unserem Sinne wesentlich günstiger gestaltet werden können. —

E. Chronischer Blasenkatarrh bei Frauen.

Der chronische Blasenkatarrh scheint bei Frauen weit seltener vorzukommen als bei Männern. Häufiger begegnet man noch dem acuten unter verschiedenen Verhältnissen. Ich habe diesen letzteren öfter im Gefolge von infectiösen Urethral- und Vaginalkatarrhen bei prostituirten Frauenzimmern beobachtet, welche ich als Secundärarzt der chirurgischen Abtheilung des städtischen Krankenhauses zu Hannover zu behandeln hatte. Zu chronischen Katarrhen kam es jedoch auch bei diesen Patienten nicht. Gleichwohl ist der chronische Katarrh bei Frauen sicher nicht so selten, noch auch so symptomlos, dass die geringe Berücksichtigung berechtigt erscheint, welche ihm von vielen Seiten zu Theil wird. —

Bei Frauen fehlen die „organischen Dispositionen" (Civiale), welche sein Eintreten bei Männern so sehr begünstigen. Ferner sind in dem besonderen anatomischen Verhalten der Blase und Harnröhre beim Weibe die Gründe zu suchen, wesshalb bei Frauen die Beschwerden des Blasenkatarrhs im Allgemeinen geringer ausfallen als bei Männern. — Dagegen giebt bei den Frauen die Nachbarschaft des Uterus und der Ovarien häufig Gelegenheit zu Störungen in den Functionen der Blase. —

Die Bedingungen zur Entwickelung des chronischen Katarrhs sind jedoch trotz der Verschiedenheit der anatomischen Verhältnisse im Allgemeinen denen bei Männern analog. Auch hier ist in vielen Fällen mangelhafte Entleerung des Urines die Entstehungsursache des Katarrhs, welche hier bedingt wird durch Verziehung der Blase und Harnröhre oder durch Druck auf dieselben von Seiten der krankhaft veränderten oder verlagerten Gebärmutter, oder aus dem kleinen Becken wachsender Tumoren, oder chronischer parametritischer Exsudate etc.

So beobachten wir hier einen sehr charakteristischen Fall dieser Kategorie, welchen ich kurz mittheilen will.

Frau B., 52 Jahr alt, wird wegen Dysurie aufgenommen. Sie hat 5 mal geboren. Seit der letzten Entbindung (seit 18 Jahren) leidet sie an Menstruationsanomalien. Sie hat bis jetzt noch alle 14 Tage bis 3 Wochen profuse Blutungen. Erst seit fünf Wochen leidet sie an Harnbeschwerden. Schmerzen in der Blasengegend, besonders beim Urinlassen, wobei nur wenig entleert wird; unbehagliches Gefühl von Fülle im Leibe. Bei der ungemein kräftig entwickelten Frau ist die untere Bauchgegend stark vorgewölbt, vorwiegend in der Mitte und nach links hinüber. Ueber der Symphyse eine reichlich vier Finger breite, besonders nach links, doch auch ein wenig nach rechts sich erstreckende Dämpfung. Derselben entsprechend palpirt man durch die Bauchdecken einen rundlichen derb anzufühlenden Tumor. Beim Katheterismus werden ungefähr 1800 Grm. eines dunkelbraunen trüben Urines entleert (der neutral reagirt und zersetzt riecht). Gleichwohl bleibt der Tumor bestehen; nur fühlt er sich etwas elastischer an. Bei der hierauf vorgenommenen Vaginal- und Rectaluntersuchung [1]) finden sich die Wan-

Fig. 7.

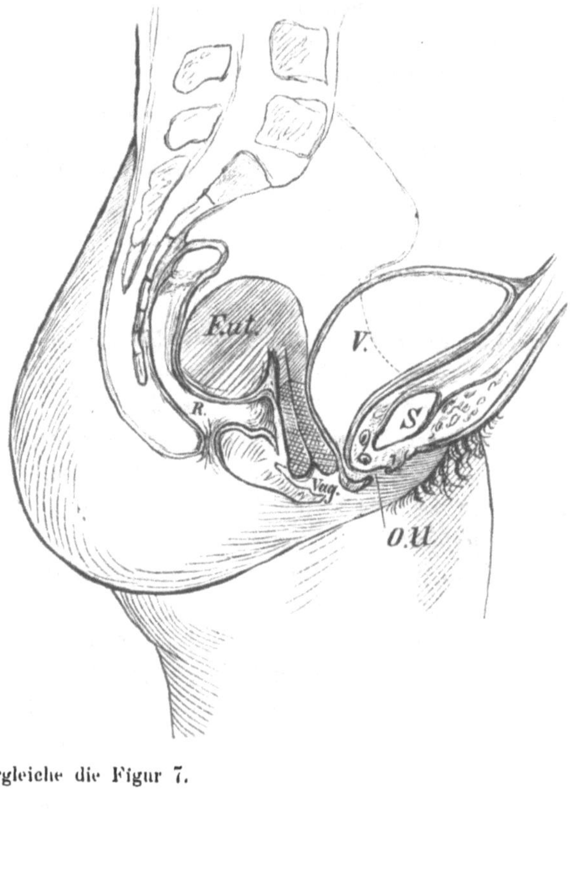

[1]) Vergleiche die Figur 7.

dungen verdickt, die Portio vaginalis und besonders der Cervicaltheil erheblich elongirt; der Muttermund wulstig, für die Fingerspitze durchgängig, liegt im Scheideneingang. Der Uterus ist stark vergrössert, retroflectirt. Sein Fundus prominirt stark gegen das Rectum und ist dort unbeweglich adhärent. Rectaltasche abnorm vertieft. Um nun zu constatiren, ob der über der Symphyse fühlbare Tumor wirklich die Blase sei, wie ich es vermuthete, führte ich einen dicken männlichen Katheter durch die Urethra und konnte nunmehr überzeugend constatiren, dass der fragliche Tumor in der That die stark erweiterte und hypertrophische Blase war. Der Katheter drang widerstandslos und schmerzlos bis in das obere die Symphyse überragende Ende und liess sich frei bewegen. Die Blase fühlte sich dabei, wie auch nach den späteren Harnentleerungen, stets genau wie ein frisch entbundener Uterus an. Sie hatte dieselbe Grösse und Consistenz. Besonders interessant war, dass die Blase sich zeitweise fühlbar stärker contrahirte und aufrichtete, wobei Patientin einen schneidenden Schmerz angab, zeitweise wieder schlaffer zurücksank. Die Contractionen liessen sich willkürlich durch Reiben des Apex vesicae hervorrufen. — Spontan vermochte Patientin nur 2—3 Mal täglich etwa einen Tassenkopf voll Urin zu lassen. — Wir hatten es demnach mit einer excentrischen Hypertrophie der Blase und einem chronischen Blasenkatarrh zu thun, augenscheinlich bedingt durch einen ventilartigen Verschluss der übrigens stark verlängerten Harnröhre. Derselbe wurde wesentlich durch den Zug der enorm verlängerten Cervix uteri[1]), vielleicht auch durch den Druck des stark vergrösserten retroflectirten Uterus geschaffen. Bei ruhiger Bettlage, methodischen Entleerungen der Blase, Ausspülungen mit 5procentiger Chlornatriumlösung, warmen Sitzbädern ging die Besserung rasch von statten. Die Harnmengen sanken bis auf 800 Ccm. Der Urin war schon nach 3 Tagen sauer; Pat. vermochte auch spontan etwas mehr zu lassen. Der Prolaps der Port. vaginalis war etwas zurückgegangen, auch der Blasentumor war kleiner geworden. So wurde Pat. nach 5 Wochen von ihren Beschwerden befreit entlassen. — Später kam sie jedoch mit den gleichen Klagen wieder. Auch diesmal hatte dieselbe Behandlung denselben raschen Erfolg. Da ein dauernder jedoch nur von einer Beseitigung der veranlassenden Ursachen zu erwarten war, so führte ich in Vertretung des Herrn Prof.

[1]) Die Harnröhre ist nach vorn verschoben.

Hüter mit Uebereinstimmung der Patientin, im September 1876, die Exstirpation der elongirten Cervix uteri nach Huguier's Methode aus. Die blutige Auslösung der Portio vaginalis und eines 2 Zoll langen Stückes der hypertrophischen Cervix (in der Figur 7 dunkel schraffiirt) aus der Nische zwischen Blase und Peritoneum (welche beide dicht anlagen) ging gut von statten; die Abtragung geschah sodann mit der galvanocaustischen Schlinge. Trotz anfänglich guten Verlaufs entwickelte sich später eine Peritonitis, der die Patientin leider erlag.

Acute Ausdehnung der Blase ist schon wiederholt bei Rückwärtslagerung der schwangeren Gebärmutter beobachtet worden. Dieselbe ist ja ein regelmässiges Symptom der Retroflexio uteri gravidi, wovon ich ebenfalls ein sehr schönes Beispiel (in meiner Privatpraxis in H.) beobachtete und mit glücklichem Erfolg behandelte. Aber auch bei chronischer Rückwärtslagerung sind Fälle von colossaler Ausdehnung der Blase vorgekommen; eine so bedeutende gleichzeitige excentrische Hypertrophie der Blasenwandungen scheint jedoch unter analogen Verhältnissen noch niemals oder doch nur sehr selten gesehen worden zu sein. Wenigstens habe ich bei den mir zugängigen gynäkologischen Autoren nichts darüber finden können. Dass die Kenntniss der oben geschilderten Erscheinungen einer solchen eigenthümlichen Formveränderung der Blase auch von nicht geringem Werthe für die Differentialdiagnostik der Abdominalgeschwülste beim Weibe ist, brauche ich hier nur anzudeuten.

In ähnlicher Weise wie es hier in Folge der mechanischen Verlegung der Harnröhre zur excentrischen Hypertrophie der Blase und zum Blasenkatarrh kam, kann sich auch bei Ovarial-, Uterin- und Beckentumoren etc. ein Blasenkatarrh entwickeln. Immer ist in solchen Fällen die mangelhafte Entleerung das wesentlichste ursächliche Moment. —

Dann findet man den chronischen Blasenkatarrh bei Frauen ferner noch in Folge einer fortgeleiteten Entzündung von Seiten der Harnröhrenschleimhaut aus. — Endlich kommen noch Fälle von chronischem Blasenkatarrh vor, welche sich augenscheinlich an mehr weniger ausgedehnte Läsionen der Blasenschleimhaut anschliessen, welche dieselbe bei der Geburt durch den herandrängenden Kopf des Kindes, durch etwa angewandte geburtshülfliche Instrumente etc. erfahren haben mag. In solchen Fällen, in welchen bei stärkerer und längerer Druckeinwirkung event. Blasenscheidenfisteln entstehen, bilden sich wahrscheinlich an der lädirten Stelle, gewöhnlich am Blasenhalse, Schleimhauterosionen oder Ulcerationen, von denen aus sich der Katarrh auf die übrige Schleimhautfläche ausbreitet. — Derartige Fälle habe ich sowohl früher wie hier zu behandeln gehabt.

Auch bei Blasenscheidenfisteln findet man oft einen chronischen Blasenkatarrh, welcher neben der eben angeführten Ursache, die natürlich für dieselben die gleiche Geltung hat, wie für die eben erwähnten Fälle, vielleicht noch einem anderen Momente seine Entstehung verdankt. Ich glaube nämlich, dass bei Blasenscheidenfisteln, trotzdem die grössere Menge des Urines spontan abfliesst, doch leicht Recessus entstehen, welche nie vollständig entleert werden, in denen der Urin stagnirt, und bei der ohnehin vorhandenen katarrhalischen Disposition der Blasenschleimhaut sich um so leichter zersetzt. — Wir haben diese Beobachtung fast bei allen Blasenscheidenfisteln, welche hier zur Behandlung kamen (das sind sechs), machen können.

Ich habe hier nur die häufigsten Ursachen des chronischen Blasenkatarrhs bei Frauen genannt und verwahre mich gegen die Meinung, dieselben erschöpfend dargestellt zu haben, was weder in meiner Absicht noch in meiner Aufgabe lag. Es ist das ja überhaupt ein Gebiet, welches mehr vom Gynäkologen als vom Chirurgen in Anspruch genommen wird. Ohnehin genügt hier diese kurze Skizzirung der wichtigsten ätiologischen Momente hinlänglich, um darzuthun, dass auch bei Frauen der chronische Blasenkatarrh wesentlich eine locale Behandlung verlangt, welche im Allgemeinen nach den oben angegebenen Principien auszuführen ist. Dieselbe hat in den Fällen, welche wir zu behandeln gehabt haben, stets zur Heilung geführt. Wir verbanden dabei, wie es ja auch selbstverständlich ist, mit den methodischen Ausspülungen der Blase eine zweckentsprechende causale Behandlung. Speciell in denjenigen Fällen aber, in welchen man Grund hat, den chronischen Blasenkatarrh auf Läsionen der Blasenschleimhaut zu beziehen, empfiehlt es sich, zur Heilung der ulcerirten, granulirenden Partien am Blasenhalse neben den Ausspülungen noch Höllenstein oder ähnliche Mittel (Zinc. sulf., Cupr. sulf. etc.) in loco affectionis zu appliciren. Die betreffenden Mittel kann man entweder in Substanz oder in kleinen Bougies, resp. Zäpfchen von Cacobutter oder dicker Glycerinsalbe auf die Stellen am Blaseneingang einwirken lassen.

Selbstverständlich wird man in denjenigen Fällen, in welchen wegen concomitirender Erkrankungen der Gebrauch innerer Mittel von Vortheil ist, wie z. B. bei chronischen parametritischen Infiltrationen, nebenbei das Zweckentsprechende intern anwenden. In allen Fällen aber bleibt das Wichtigste die Localbehandlung und würde ich wenigstens auf „Contrairritantien", wie sie West, Hewitt u. A. beim Blasenkatarrh der Frauen empfehlen, mich nicht verlassen.

Die differentiellen Indicationen der einzelnen Mittel.

Zum Schluss will ich die Erfahrungen resumiren, welche wir über den Erfolg der einzelnen angewandten Mittel beim chronischen Blasenkatarrh gemacht haben, um daraus womöglich die differentielle Indication der einzelnen Mittel abzuleiten. Ich beziehe mich übrigens hierbei nur auf die medicamentösen Mittel, da ich über die mechanischen und operativen Encheiresen (Katheterismus, Urethrotomie, Blasenpunction etc.), welche nicht weniger als wichtige Hülfsmittel zur Behandlung des chronischen Blasenkatarrhs angesehen werden müssen, mich schon oben soweit es das Specialinteresse unsres Gegenstandes verlangte, ausführlich ausgelassen habe.

Ich habe schon oben erwähnt, dass uns die Salicylsäure innerlich in Pulverform in grossen Dosen gegeben im Stiche liess, oder doch nicht die Einwirkung auf den Blasenkatarrh hervortreten liess, welche ich nach den Empfehlungen des Mittels von Fürbringer[1]) erwartete. Notorisech trat dadurch keine Aenderung in der Beschaffenheit des Urines ein, welche wir nicht auch durch ausschliessliche Ausspülung der Blase mit desinficirenden Mitteln hätten erreichen können. Immerhin bin ich weit entfernt, die Ergebnisse Friedreich's, von dessen Klinik sie zuerst veröffentlicht wurden, anzweifeln zu wollen. Ich habe schon oben ausgesprochen, wie ich mir unsere Misserfolge mit der internen Salicylbehandlung[2]) erkläre und möchte noch besonders hervorheben, dass dieselben augenscheinlich mitbedingt sind durch das Fortbestehen der localen

[1]) Berl. Klin. Wochenschrift. 1875. No. 19.

[2]) Verschweigen darf ich hier nicht, dass auch bei Fiebern, speciell septischen, von uns die interne Salicylbehandlung bislang vollständig resultatlos (nämlich in Rücksicht auf die Herabsetzung der Temperatur) versucht worden ist. Dieser Gegenstand wird an anderer Stelle seine Erörterung finden.

ursächlichen Momente des Blasenkatarrhs, speciell der unvollkommenen Entleerung der Blase, gegen welche mit der internen Salicylbehandlung begreiflich nichts geleistet werden kann.

Aus unseren beim chronischen Blasenkatarrh gemachten Erfahrungen ergiebt sich überhaupt die Thatsache zur Evidenz, dass viel mehr als bisher geschehen ist, der Schwerpunkt der Behandlung auf die Berücksichtigung der localen Momente zu verlegen ist. Sie geben in der That, wie ich es schon Eingangs meiner Arbeit darlegte, die wichtigsten Indicationen, welche von einer ausschliesslich internen Behandlung geradezu in ihrer Tragweite verkannt werden. Hält man sich die Bedingungen, unter welchen sich die chronischen Blasenkatarrhe gewöhnlich entwickeln, klar vor Augen, so wird man es ohne Weiteres verstehen und billigen, dass ich mit solchem Nachdruck für eine einsichtige, die wichtigsten Symptome berücksichtigende locale Behandlung spreche.

Dass im Einzelfalle mit derselben sehr wohl die Anwendung innerer und anderer Mittel verbunden werden kann, habe ich schon oben angedeutet. Sie eignen sich vorzüglich für die von allgemeinen Ursachen abhängigen und für die mit Nierenaffectionen complicirten Blasenkatarrhe, bei welchen sie die Localbehandlung sehr förderlich unterstützen können. Neben den gebräuchlichen Adstringentien und alkalischen Wässern möchte sich aber ausserdem besonders noch die Application von Bädern in verschiedener Form empfehlen. Die warmen Sitzbäder vermindern die abnorme Blutfülle der Beckenorgane und erleichtern so in manchen Fällen die nachherige Einführung von Kathetern, während sie in anderen zuweilen schon für sich das spontane Uriniren nach vorheriger Retention ermöglichen. Dagegen vermögen andere Badeformen bei richtiger Wahl nicht unerheblich den Blutdruck innerhalb der Nieren herabzusetzen und depletirend auf dieselben einzuwirken, wie das von anderer Seite und auch von mir[1]) gelegentlich anderer Versuche experimentell an Thieren, aber auch am Menschen nachgewiesen ist. Besonders zweckentsprechend lässt sich der Gebrauch warmer Vollbäder und das Schwitzenlassen in wollenen oder feuchtwarmen Decken mit der lokalen Behandlung bei chronischen Blasenkatarrhen combiniren. Diese Proceduren können nicht blos bei den mit Nierenkatarrhen vergesellschafteten Blasenkatarrhen,

[1]) Schüller, „Experimentalstudien über die Veränderungen der Gehirngefässe unter dem Einflusse äusserer Wasserapplicationen." Deutsch. Arch. f. klin. Medicin. Bd. 14, S. 566 et sequ.

sondern besonders vortheilhaft bei denjenigen Patienten angeordnet werden, welche in Folge des langdauernden Blasenleidens unter dem Einflusse einer chronischen Urämie stehen. —

Diese Erscheinung ist gar nicht so selten bei chronischen Blasenkatarrhen. Solche Patienten verbreiten zuweilen einen urinösen Geruch, sehen blass aus, klagen über Kopfschmerzen, mangelhafte Verdauung, oft sogar Brechneigung, unruhigen Schlaf etc. Am häufigsten beobachtet man diese Symptome, welche ich auf eine schleichende Resorption von Harnbestandtheilen in Folge unzulänglicher Harnentleerung beziehe und desshalb „chronische Urämie“ bezeichne, bei langdauernden Blasenkatarrhen von an Stricturen und Prostatahypertrophie leidenden Patienten. Dergleichen Patienten bevölkern, nach ihrer eigenen und oft auch ihrer Aerzte Meinung als „Nervenleidende“ die Bäder und Wasserheilanstalten. Beruhigt sich der behandelnde Arzt bei dieser vagen, nichtssagenden Diagnose, so wird es ihm schwerlich gelingen, dem Patienten etwas zu nützen. Bei einer richtigen Würdigung der wesentlichen Symptome dagegen kann man unter solchen Umständen oft eine sehr rasche Abnahme aller der geschilderten Erscheinungen bemerken. Die Badebehandlung genügt jedoch für sich, wie ich mich früher oft überzeugen konnte, keineswegs: Vielmehr ist die Combination mit einer zweckmässigen Localbehandlung ganz unerlässlich zur Beseitigung der immerhin nicht unbedenklichen Erscheinungen. — Deshalb dürften solche Patienten auch zunächst besser nicht in Bäder geschickt werden, wo sowohl die allgemeinen Verhältnisse dem Wohlbefinden und Gedeihen solcher Patienten wenig erspriesslich sind, wie auch häufig selbst der einsichtige Arzt nicht die Zeit, oft genug auch nicht das manuelle Geschick und die Ausdauer besitzt, welche die Behandlung dieser Leiden verlangt. — Dass sie dagegen sehr wohl nach einer zweckentsprechenden, den localen Indicationen hinlänglich genügenden Behandlung zur allgemeinen Kräftigung in Bäder, event. zur Nachkur in die besonderen Indicationen gerecht werdenden Thermen und Mineralbäder geschickt werden können, brauche ich hier nicht besonders hervorzuheben.

Was endlich die speciellere Wirkung und differentielle Indication der gewählten Mittel anlangt, so sollen sie, wie schon oben hervorgehoben, wesentlich zwei Aufgaben erfüllen, nämlich theils auf die Zersetzung des Harnes, theils auf die katarrhalisch afficirte Blasenschleimhaut einwirken. In Rücksicht hierauf kann man sie in antiseptische, adstringirende, resolvirende Mittel eintheilen, wenn auch in Wirklichkeit eine solche Classification wenig practischen Werth hat, da die meisten der Mittel gemischte Wirkungen haben und besonders die antiseptischen in nicht geringerem Grade auch adstringirend wirken. —

Neben dem Werthe für die Erfüllung der beiden Indicationen muss jedoch für die Wahl der einzelnen Mittel nicht weniger eine andere Eigenschaft bestimmend sein, durch welche die Entleerung der Blase — in allen Fällen die Hauptaufgabe — erheblich gefördert und erleichtert werden kann. Es müssen nämlich die angewandten Mittel bei ihrer chemischen Einwirkung auf den Blaseninhalt denselben zugleich in eine solche mechanische Form bringen, dass seine Entleerung aus der Blase leicht und vollkommen von statten geht. Da die Erfüllung dieser wichtigsten Indication bei der Behandlung des chronischen Blasenkatarrhs sehr häufig durch ein dem Harn beigemengtes dickes Sediment von Harnsalzen, Schleim, Eiterkörperchen erheblich erschwert wird, so ist es nothwendig, dass vorwiegend solche Lösungen zu Spülflüssigkeiten benutzt werden, welche die gallertigen, zähflüssigen, dem Blasengrunde anhaftenden Niederschläge entweder zu lösen oder doch zu verflüssigen im Stande sind, oder welche sie in eine feinkörnige Emulsion umzuwandeln vermögen. Diese Aufgabe ist in der That mindestens ebenso wesentlich, wie z. B. die Einführung antiseptischer Flüssigkeiten. Denn nur auf diese Weise wird es gelingen, die Blase wirklich vollkommen zu entleeren und von dem Reize dieser leicht zersetzlichen, immer wieder von Neuem den Katarrh und die Harnzersetzung hervorrufenden Massen zu befreien. Die Desinfection vermag für sich allein diese gallertigen Niederschläge nicht unschädlich zu machen, da die desinficirenden Mittel gar nicht in der Concentration angewandt werden können, welche nothwendig wäre, um die Zersetzung und Zersetzungsfähigkeit der Niederschläge aufzuheben. Die Einwirkung der antiseptischen Lösungen ist gleichwohl keineswegs zu verkennen; sie kommt aber augenscheinlich weit besser und erst wesentlich dann zur Geltung, wenn die stagnirenden Niederschläge ordentlich entleert werden. In dieser Beziehung verhält sich die Blase nicht anders wie eine Abscesshöhle. Wie wir diese trotz aller möglichen desinficirenden Einspritzungen nicht zur Ausheilung bringen können, wenn wir nicht zugleich für einen genügenden Abfluss der Secrete sorgen, so bleibt auch trotz desinficirender Ausspülungen der deletäre Einfluss der

Sedimente auf Blasenschleimhaut und Harn fortbestehen, wenn nicht zugleich durch jene das Sediment selber stets mit entfernt wird.

Von den von uns angewandten Mitteln genügen die meisten nur der einen oder anderen Anforderung. Um speciell ihre Einwirkung auf das gallertig-schleimige Sediment gewisser chronischer Blasenkatarrhe kennen zu lernen habe ich sie jedes für sich mit Portionen von Harnniederschlägen in Reagensgläsern gemischt und die etwaigen Veränderungen theils makroskopisch, theils mikroskopisch geprüft. Die Ergebnisse dieser Untersuchung, welche in gutem Einklange mit unseren practischen Erfahrungen über den Wirkungsmodus der einzelnen Mittel stehen, sind auch bei den gleich folgenden Angaben hierüber mit verwerthet worden.

Die Carbolsäure bewährte sich in vielen Fällen. Doch gelang es nicht in jedem, mit derselben die Säuerung des Urines herbeizuführen. Ihre Einwirkung ist auch hier wesentlich die eines Antisepticums, weshalb sie bei starker Harngährung und besonders bei den diphtheritischen Processen der Blase, da aber in concentrirteren Lösungen, (cf. oben) empfohlen werden kann. Auf den Schleimhautkatarrh selber haben die gewöhnlich gebrauchten Lösungen wohl nur einen geringen, vielleicht nur indirecten Einfluss; mehr dagegen leisten sie in Fällen wo die Schleimhaut reichlich Eiterkörperchen producirt. Da nimmt unter dem Gebrauch der Carbolsäure die Eitermenge oft rasch ab. Stark schleimige, zähe Sedimente werden von den schwachen Lösungen, wie ich mich experimentell überzeugt habe, kaum merkbar verändert. — Daraus scheint es sich zu erklären, weshalb man in den Fällen, wo solche Sedimente vorhanden sind, mit ihr nicht zum Ziele kommt.

Die Salicylsäure ergab bei äusserer Application weit bessere Resultate, wie bei interner. Sie wirkt nicht bloss als ein gutes Antisepticum, sondern wandelt besonders leicht vorwiegend eiterige Sedimente in eine feinkörnige Emulsion um, welche sich sehr vollständig aus der Blase entleeren lässt. Die Eiterkörperchen verlieren unter dem Einflusse verdünnter Salicylsäurelösungen die Fähigkeit aneinander zu haften. Auch lässt sich ihr eine sehr deutliche Einwirkung auf den Katarrh der Schleimhaut selber nicht absprechen. Unter ihrer Application verminderte sich in den meisten Fällen sehr bald, augenscheinlich noch rascher wie unter der Carboleinwirkung, die Eiterabsonderung und die Abstossung von Epithelien. Gegenüber den dickschleimigen Sedimenten zeigte sie sich jedoch auch in einigen Fällen machtlos. Gleichwohl möchte ich sie zu allgemeinerem Gebrauche empfehlen. Man wird mit ihr allein in vielen Fällen vollkommen ausreichen. Sie vereinigt in sich vielleicht unter allen von uns angewandten Mitteln am besten und vollständigsten fast alle zur Erfüllung der verschiedenen oben hervorgehobenen Indicationen erforderlichen Bedingungen, indem sie sowohl antiseptisch auf den Blaseninhalt und adstringirend auf die Blasenschleimhaut, wie emulgirend wenigstens auf die eiterigen Sedimente einwirkt. — Verhehlen darf ich hier nicht, dass bei ihrem Gebrauch zuweilen mässige Resorptionserscheinungen bemerkbar werden; — aber dieselben sind practisch durchaus bedeutungslos und ungefährlich; und jedenfalls keineswegs derart, um von der localen Anwendung der Salicylsäure bei Blasenkatarrhen abzuhalten.

Vom Kali hypermanganicum, welches wir nur einige Male in Anwendung gezogen haben, kann ich nur wenig aussagen. In den betreffenden Fällen wirkte es als ein recht gutes Antisepticum. Auch wurde der Katarrh und das Sediment geringer. In der Regel werden nur schwache Lösungen vertragen, da stärkere leicht Schmerzen machen.

Kein Mittel eignet sich so vortrefflich zur Lösung schleimig eitriger und dickzäher Sedimente wie das Chlornatrium. Es hat uns in allen den Fällen, in welchen wir es angewendet haben, niemals im Stich gelassen. Dasselbe wurde von mir zunächst aus theoretischen Erwägungen versucht. Die schleimigen Massen des Harnes beim chronischen Blasenkatarrh bestehen bekanntlich wesentlich aus gequollenen Epithelien und Eiterköperchen, von welchen besonders die letzteren grosse Mengen Myosin (nicht Mucin!) enthalten. Dieses tritt nur zum kleinsten Theile bei längerer Harnstauung in den Harn über, bewirkt dagegen wahrscheinlich durch Imbibition das Quellen und zähe Aneinanderhaften der Eiterkörperchen und giebt so die Ursache zur Umwandlung derselben in die stark klebrigen, am Blasengrunde anhaftenden, schwer entfernbaren dicken Niederschläge, denen man so oft bei chronischen Blasenkatarrhen begegnet. Da nun notorisch [1]) Myosin von Chlornatriumlösungen in eine lösliche Form übergeführt wird, so hoffte ich, auf diese Weise durch Chlornatriumausspülungen die Blase von dem zähen Sedimente zu befreien. Der Erfolg bestätigte diese theoretischen Vorstellungen vollkommen. Ebenso wie im Reagensglase werden in der Blase die cohärenten Massen

[1]) cf. W. Kühne, Lehrbuch der physiologischen Chemie, pag. 274 und pag. 401.

in eine sehr gleichmässige milchige Emulsion gebracht, welche leicht abfliesst, so dass man annehmen kann, dass in der That nach der jedesmaligen Ausspülung nichts mehr am Grunde der Blase haftet. Auf diese vollständige Entleerung der Blase darf man auch, wie ich glaube, das nach der Chlornatriumapplication meist rasch eintretende Sauerwerden des Harnes beziehen, wiewohl hierauf auch die Verminderung des Blasenkatarrhs selber von einigem Einfluss sein wird.

Die Einspritzungen von Argentum nitricum- und Chlorzinklösungen geschehen vortheilhaft besonders bei vorwiegend starker Eiterabsonderung, zumal wenn abgestossene kleine Fetzen von Granulationsgewebe vermuthen lassen, dass sich auf der Blasenschleimhaut ulcerirende Partien befinden. Unter solchen Verhältnissen wirken diese Injectionen auf die Blasenschleimhaut nicht anders, wie auf wunde Flächen, in kleinen Dosen adstringirend, in grösseren kauterisirend, — und zwar das Chlorzink stärker wie das Arg. nitricum. Ob man mit verdünnten Chlorzinklösungen auch auf das Sediment und den Katarrh einwirken kann, dafür geben die wenigen Versuche, welche wir in dieser Richtung angestellt haben, noch zu wenig Anhaltspunkte.

Resümiren wir zum Schluss die Ergebnisse meiner oben niedergelegten Erörterungen über die differentielle Indication der einzelnen local anzuwendenden Mittel, so darf man sie etwa folgendermaassen präcisiren:

Während die Carbolsäure und das Kali hypermanganicum sich besonders bei Blasenkatarrhen mit starker Zersetzung eignen, empfiehlt sich die Salicylsäure speciell bei vorwiegend eiterigen Katarrhen. Dagegen sind beim Vorhandensein dicker zähschleimiger, massiger Niederschläge die Kochsalzausspülungen — wie überhaupt solche von alkalischen Lösungen — vorzuziehen. Bei andauernder profuser Eiterabsonderung sind sehr zweckentsprechend intercurrente Injectionen von einprocentigen Argentumnitricumlösungen oder zweiprocentigen Chlorzinklösungen zu machen. Bei der Blasendiphtheritis dagegen sind stärkere Carboleinspritzungen von unübertroffener Wirksamkeit. —

FSC
www.fsc.org
MIX
Papier | Fördert gute Waldnutzung
FSC® C083411

Zeitfracht Medien GmbH
Ferdinand-Jühlke-Straße 7
99095 Erfurt, Deutschland
produktsicherheit@kolibri360.de